Dr. Tanja Bagar

Die
HANF
MEDIZIN

Wie Hanf bei Schmerzen,
Rheuma, Krebs und Stress hilft

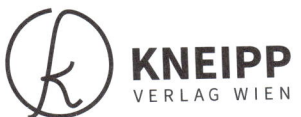

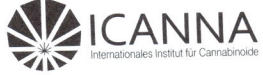

Inhalt

4 Vorwort
Wohlbefinden mit Hanf-Medizin

7 Wie der Mensch auf den Hanf kam
8 Ein Blick in die Vergangenheit
12 Die verbotene Frucht
14 Die Erforschung einer Unbekannten
16 Der Pionier der Cannabisforschung

19 Warum unser Körper Cannabinoide selbst herstellt
20 Die Bausteine des Lebens
23 Die Erforschung der Cannabinoide
26 Die Cannabinoid-Rezeptoren
29 Das Endocannabinoid-System (ECS)

33 Was Sie schon immer über Hanf wissen wollten
34 So viele Namen und nur eine Pflanze
39 Der Entourage-Effekt

43 Mildernde Umstände
44 Hanf und Stress
  52 Interview mit Dr. Thomas Gefaell
  53 Fallbeispiel (Stress, Insomnie, Tinnitus)

54 Hanf und das Immunsystem
  64 Interview mit Dr. Franjo Grotenhermen
  65 Fallbeispiel (Rheumatoide Arthritis)

66 Hanf und Schmerz
  74 Interview mit Dr. Martin Pinsger
  75 Fallbeispiel (chronischer Schmerz)

78 Hanf und Darm
    86 Interview mit Dr. Željko Perdija
    87 Fallbeispiel (Morbus Crohn)

88 Hanf und neurologische Erkrankungen
    100 Interview mit Prof. Dr. David Neubauer
    101 Fallbeispiel (Autismus)

102 Hanf gegen Krebs
    116 Interview mit Dr. Johann Zoidl
    117 Fallbeispiel (Brustkrebs)

119 Vorbeugen statt heilen
120 Hanf als gesunde Prävention

131 Was ich mir für die Zukunft wünsche
132 Blick in die Zukunft
135 Die richtigen Ansprechpartner

140 Literaturverzeichnis

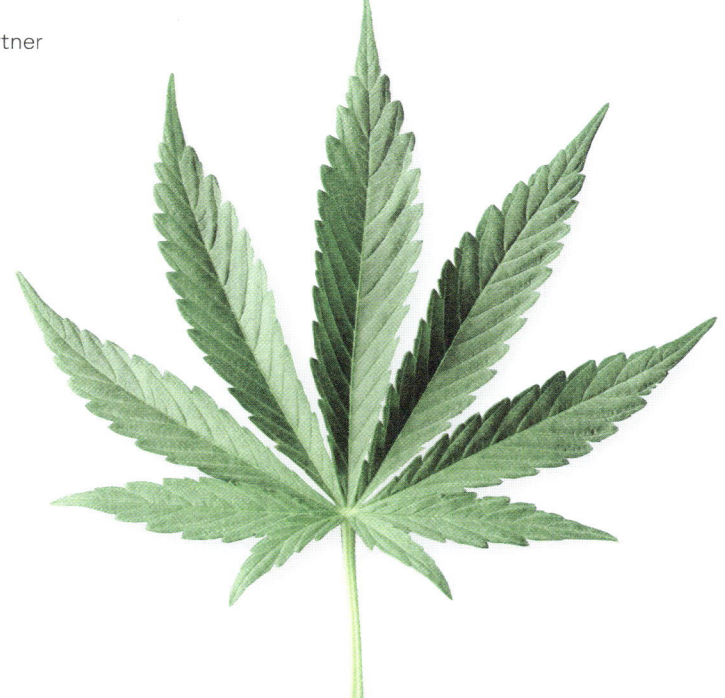

Wohlbefinden mit Hanf-Medizin

→ Hanf gehört zu den ältesten Kulturpflanzen, die uns zur Verfügung stehen. Dank moderner Forschung kann nun tradiertes Wissen, das beinahe in Vergessenheit geraten ist, überprüft und die gezielte Anwendung von *Cannabis sativa* L. noch leichter gemacht werden – für ein gesünderes Leben.

Rafael Dulon ist geschäftsführender Gesellschafter der »Hanf Farm GmbH« und Mitglied des Internationalen Instituts für Cannabinoide ICANNA

Als ich Dr. Tanja Bagar vor einigen Jahren das erste Mal traf, war ich sofort begeistert von ihrer Fähigkeit, komplizierte Vorgänge in verständliche Worte zu fassen. Bei ihrem damaligen Vortrag auf einer internationalen Konferenz ist es ihr eindrucksvoll gelungen, die Funktionsweise des Endocannabinoid-Systems (ECS) und die Bedeutung für unser Wohlbefinden verständlich zu erklären. Einerseits kann sie durch ihr Studium der Mikrobiologie die biochemischen Prozesse des Endocannabinoid-Systems sehr fundiert darstellen, andererseits besitzt sie die Gabe, komplexe Vorgänge in unserem Körper nachvollziehbar und unterhaltsam zu präsentieren.

> Erfahren Sie mehr über die Bedeutung von Hanf für unser gesundheitliches Gleichgewicht und nutzen Sie dieses Buch als Kompendium zu diesem Thema.

Seit dieser Zeit verfolge ich die Tätigkeiten von Dr. Bagar mit großem Interesse und freue mich ganz besonders, dass ihre Anerkennung in der internationalen Fachwelt zunehmend steigt und dass sie als Direktorin des Instituts ICANNA ihr Netzwerk aus angesehenen Wissenschaftlern nachhaltig erweitern konnte.

Durch die Zusammenarbeit mit Patientenorganisationen, Medizinern und Ärzten hat sie mittlerweile einen ausgesprochen großen Erfahrungsschatz, den sie in diesem Buch mit Ihnen teilt. Anhand von Krankheitsbildern schildert die Autorin exemplarisch die Wirkung der Inhaltsstoffe des Hanfes und belegt ihre Aussagen mit Fallbeispielen aus der ärztlichen Praxis von Medizinern, die Hanf zur Heilung von Krankheiten einsetzen. In weiteren Teilen des Buches wird das Thema Vorbeugung von Krankheiten behandelt und ein Ausblick auf die Zukunft der Hanf-Medizin gegeben. Hier kommt auch der Vater der Hanf-Medizin, Prof. Dr. Raphael Mechoulam, zu Wort, der durch sein Lebenswerk zu Recht als der wichtigste Wissenschaftler auf diesem Gebiet gilt.

Ich bin fest davon überzeugt, dass dieses Buch viele Ihrer Fragen beantworten wird. Das Wissen um das Endocannabinoid-System und die Bedeutung für unser gesundheitliches Gleichgewicht wird Ihnen mit Sicherheit von großem Nutzen sein. Ich wünsche Ihnen von ganzem Herzen viel Spaß beim Lesen dieses Buches.

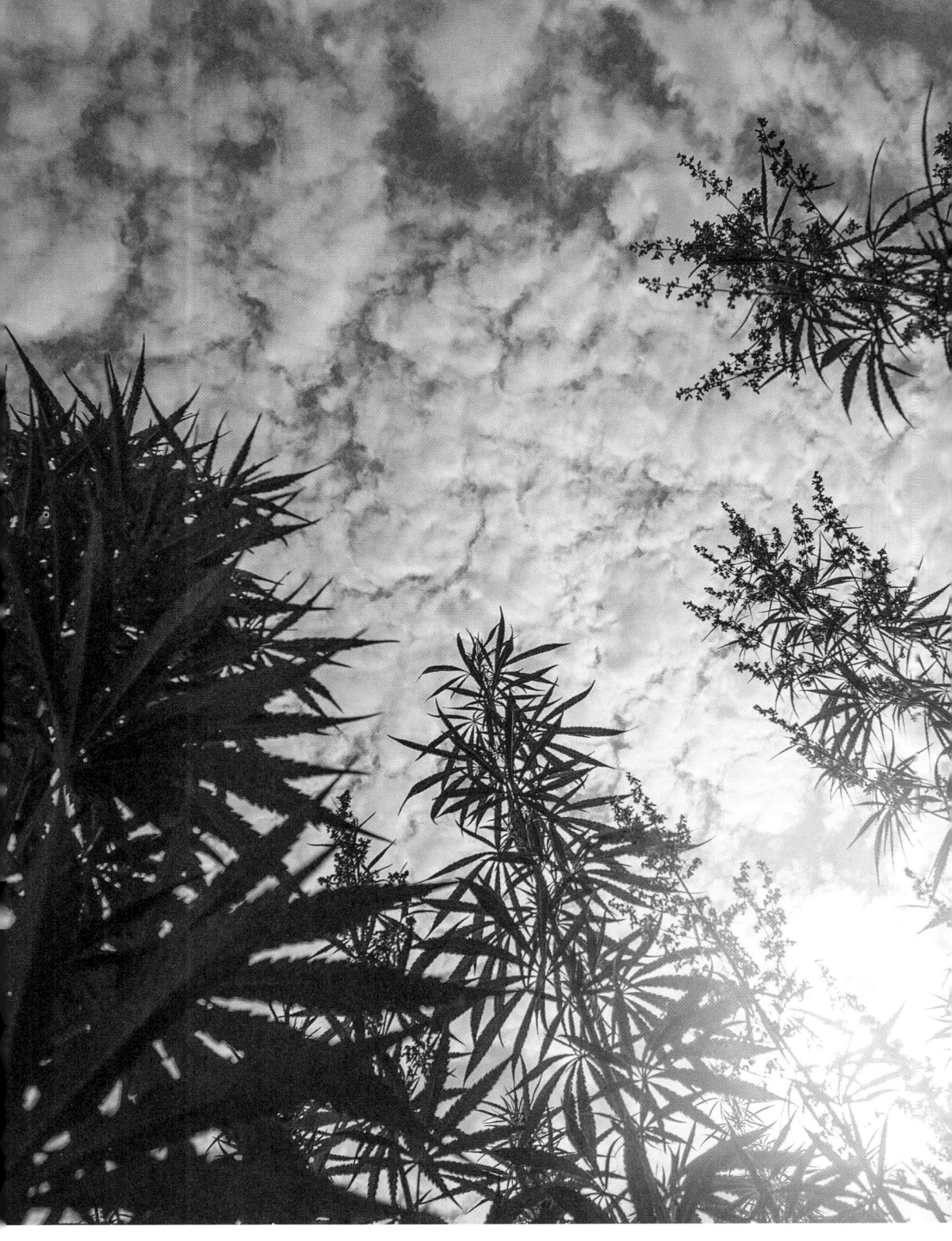

1.

Wie der Mensch auf den Hanf kam

Es kann nicht oft genug betont werden: Der Hanf gehört zu den wichtigsten Heilpflanzen der Menschheit. Erfahren Sie mehr über seinen **kulturgeschichtlichen Stellenwert**.

Ein Blick in die Vergangenheit

Die Anwendung von Hanf als Nutz- und Heilpflanze hat eine weit zurückliegende Geschichte als eine der ersten Kulturpflanzen der Menschheit. Vermutlich ist Hanf im Oligozän entstanden, vor etwa 34 Millionen Jahren, was aber wegen fehlender Fossilien nur Spekulation bleiben kann. Von dem, was wir über diese Pflanze wissen, kann aber angenommen werden, dass ihre Heimat in Zentralasien liegt. Als der Homo sapiens seine Wanderungen durch Asien und Europa begann, also vor zirka 195.000 Jahren, nahm er Saatgut, darunter auch Hanfsamen, mit auf seinen Weg.

Gegenüber der etwa 6000 Jahre währenden Hanfnutzung, die weitgehend archäologisch nachgewiesen ist, bleibt die Periode des Anbauverbots im 20. Jahrhundert eigentlich nur ein kurzer Moment in der Geschichte. Ich glaube fest daran, dass wir in etwa hundert Jahren diese Zeit des Verbots bloß als eine »Panne« in der Gesetzgebung betrachten werden.

Der US-Journalist Michael Pollan schrieb in *Die Botanik der Begierde* (englischer Originaltitel: *The Botany of Desire: A Plant's-Eye View of the World*), einem Sachbuch über Ethnobotanik und Pflanzenzucht, dass Hanf das menschliche Interesse so intensiv gefangen hält wie nur noch drei weitere Pflanzenarten: Äpfel, Kartoffeln und Tulpen. Dabei hat Hanf aufgrund seiner chemischen Zusammensetzung die Fähigkeit, unser Bewusstsein zu verändern. Ein Wunsch, der allen Menschen angeboren ist, von kleinen Kindern, die im Kreis wirbeln, über Sufi-Tänzer bis hin zu gesellschaftlich akzeptierten Rauschmitteln. Jede Kultur und jedes Zeitalter hat viel Aufmerksamkeit und Energie dem Wissen, der Anzucht und dem Konsum von psychoaktiven Pflanzen gewidmet. Und in jeder Gesellschaft, außer jener der Inuits, deren Klima für den Anbau zu rau ist, haben die Menschen versucht, die Wahrnehmung der Welt zu verändern, indem sie eine Vielzahl von Pflanzen verwenden. Einige von ihnen – wie Koka, Alkohol, Mohn und Hanf – gelten als berauschend, weil sie tiefgreifende Veränderungen in unserem Bewusstsein bewirken können. Andere Pflanzen – wie Kaffee, Tabak und Schwarztee – beeinflussen unsere Gedanken und Wahrnehmungen auf subtilere Weise. Nun: Die individuelle Einstellung zur Pflanze hat sich im Lauf der Zeit und Kultur entwickelt und beeinflusst und reflektiert die Werte der Gesellschaften. So wird in unserer europäischen Gesellschaft sowohl Alkohol- als auch Tabakkonsum nicht nur akzeptiert, sondern deren Konsum gehört zum guten Ton.

> Das Hanf-Anbauverbot des 20. Jahrhunderts kann nur als »Panne« gesehen werden.

Das war aber nicht immer so, denn wenn wir in die alten Hochkulturen blicken, so erfahren wir, wie vielfältig Hanf bereits damals eingesetzt wurde. Hier möchte ich nur einige Beispiele nennen, um mich schließlich auf den medizinischen Einsatz von Hanf zu konzentrieren.

Der älteste Hinweis auf die Nutzung von Hanf findet sich in China als Faserabdruck auf Keramiken der Yangshao-Kultur aus dem fünften Jahrtausend vor Christus. Hanf wurde aber auch für Seile und Tauwerk in Russland, Griechenland, Spanien und bis zu den Britischen Inseln verwendet. Als 1492 Columbus die spanische Küste verließ, um einen direkten Seeweg nach Asien zu suchen, waren die Seile und Segel seiner drei Schiffe vollständig aus Hanffasern gefertigt.

Stoff aus Hanf wurde in Mesopotamien und in Ägypten hergestellt, und bis 1820 wurden 80 Prozent aller Textilien aus Hanf gemacht. Die ersten Levi-Strauss-Jeans für die Goldgräber waren aus Hanfsegeltuch genäht. Alte chinesische Handwerker waren die ersten, die Papier daraus herstellten, später wurde Hanf für Bücher und Banknoten benutzt. Selbst die amerikanische Unabhängigkeitserklärung wurde auf Hanfpapier gedruckt.

Viele Farben und Lacke hatten Hanfsamenöl als Basis. Die meisten frühen Bilder wurden fast ausschließlich auf Hanfleinen gemalt. Und auch Leonardo da Vinci verwendete für die Mona Lisa eine Leinwand aus Hanf und Farben aus Hanfsamenöl.

Eines der ersten industriell hergestellten Fahrzeuge Henry Fords aus der Serie Modell-T wurde aus Hanf gebaut. Zusätzlich zum Auto selbst war auch der Kraftstoff aus Hanf. Die Fasern des Hanfs können also als Werkstoff für Karosserien dienen, und das Öl aus seinen Samen kann als Biodiesel Verwendung finden.

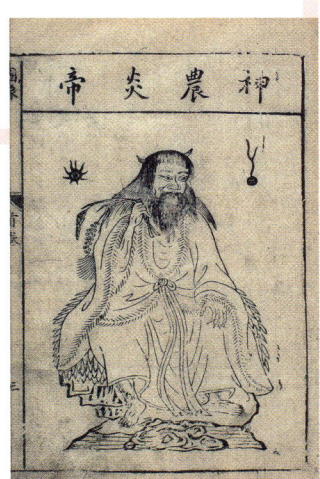

Shennong Bencaojing – Darstellung auf einem chinesischen Holzschnitt

Auch die Verwendung für medizinische Zwecke hat eine eindrucksvolle Geschichte:

4000 v. Chr.: Hanf gilt in China als einer der »fünf Körner« und wird als wichtige Nahrungspflanze angebaut. Er konnte im neolithischen Dorf Pan-p'o nachgewiesen werden.

2800 v. Chr.: Im *Shennong Bencaojing*, einem chinesischen Buch über Ackerbau und Heilpflanzen, das dem mythischen chinesischen Urkaiser Shennong zugeschrieben wird, werden die Behandlungseigenschaften von Hanf bei über 100 Krankheiten, darunter Gicht, Rheuma und Malaria beschrieben.

2000–1000 v. Chr.: Der *Atharvaveda* ist eine der heiligen Textsammlungen des Hinduismus, in der Hanf als »Quelle des Glücks«, »Freudenspender« und »Bringer der Freiheit«

beschrieben wird. Zu dieser Zeit wird Hanf bei täglichen Andachten und religiösen Ritualen geraucht.

2000–1000 v. Chr.: In der ayurvedischen Medizin wird durch den offenen religiösen Gebrauch von Hanf die Erforschung medizinischer Vorteile entwickelt und zur Behandlung einer Vielzahl von Krankheiten, darunter Epilepsie, Tollwut, Angst und Bronchitis eingesetzt.

1550 v. Chr.: Der *Papyrus Ebers*, benannt nach seinem Entdecker Georg Ebers, ist eine der ältesten medizinischen Aufzeichnungen des alten Ägypten, in dem festgestellt wird, dass Hanf Entzündungen heilen kann.

1213 v. Chr: Der Mumie des ägyptischen Pharaos Ramses II. wird auch Hanf beigegeben, dessen Pollen in den Binden nachgewiesen werden konnten.

1000 v. Chr.: Die Skythen, Kriegervölker, die bis zur Zeit von Christi Geburt etwa tausend Jahre lang die Steppen Eurasiens von der Mongolei bis zum Schwarzen Meer beherrschen, benutzen Hanf in Dampfbädern und verbrennen auch Hanfsamen in Bestattungsritualen.

900 v. Chr.: Die Assyrer nutzen die psychotropen Effekte von Hanf für medizinische Zwecke.

40–90 n. Chr.: Der griechische Arzt und Pionier der Pharmakologie, Pedanios Dioskurides aus Anazarbos bei Tarsos, der in der römischen Provinz Kilikien tätig ist, verschreibt Hanf bei Zahn- und Ohrenschmerzen. Auch Galenos von Pergamon, einer der bedeutendsten, vorwiegend in Rom tätigen griechischen Ärzte, stellt fest, dass Hanf-Anwendungen im gesamten Römischen Reich weit verbreitet sind. Frauen der römischen Elite verwenden auch Hanf, um Wehen zu lindern.

207 n. Chr.: Hua Tuo, erster niedergelassener chinesischer Arzt zur Zeit der Östlichen Han-Dynastie, bezeichnet Hanf als Analgetikum. Er benutzt eine Mischung aus Hanf und Wein, um seine Patienten vor Operationen zu betäuben.

1000 n. Chr.: Die arabischen Wissenschaftler al-Majusi und al-Badri betrachten Hanf als eine wirksame Behandlung der Epilepsie.

1025 n. Chr.: Ibn Sina, latinisiert Avicenna, einer der wichtigsten Universalgelehrten seiner Zeit, veröffentlicht den *Kanon der Medizin* und erklärt, dass eine wirksame Behandlung von Gicht, Ödemen, infektiösen Wunden und starken Kopfschmerzen mit Hanf möglich ist. Sein Werk wurde vom 13. bis zum 19. Jahrhundert umfassend untersucht und hatte einen nachhaltigen Einfluss auf die westliche Medizin.

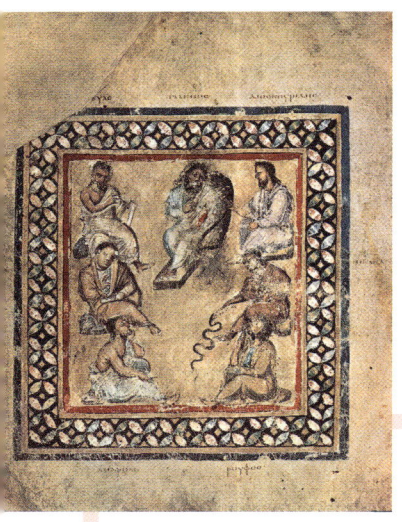

Die »Galenosgruppe«, zweites Ärztebild aus dem Kodex Wiener Dioskurides (Konstantinopel um 512), benannt nach dem oben in der Mitte dargestellten Arzt Galenos

1300: Arabische Händler bringen Hanf von Indien nach Ostafrika, wo die Pflanze ihre Verbreitung findet und zur Behandlung von Malaria, Asthma, Fieber und Ruhr dient.

1500: Die Spanier bringen zur Zeit der Eroberungen Hanf nach Amerika, wo er für praktische Zwecke wie die Herstellung von Seilen oder Kleidung Verwendung findet. Einige Jahre später wird die Pflanze auch für psychoaktive und medizinische Zwecke eingesetzt.

1798: Napoleon Bonaparte bringt Hanf aus Ägypten nach Frankreich zurück, wo er auf seine schmerzlindernden und beruhigenden Eigenschaften hin untersucht wird. Zu diesem Zeitpunkt wird Hanf zur Behandlung von Tumoren, Husten und Gelbsucht genützt.

1839: Der irische Arzt William Brook O'Shaughnessy (1809–1889) führt die therapeutische Anwendung von Hanf in die westliche Medizin ein. Als Mitglied der *Medical and Physical Society of Calcutta* publiziert er eine der ersten Arbeiten über die medizinische Verwendung von Cannabis, in Indien als Volksheilmittel bereits lange bekannt, und benutzt es unter anderem, um Krämpfe bei Tetanus und Tollwut zu lindern. Er propagiert dessen Anwendung in England und ist damit so erfolgreich, dass sogar der Leibarzt von Queen Victoria, J. Russell Reynolds, der Königin die Verwendung gegen ihre häufigen Menstruationsschmerzen empfiehlt.

1851: In der dritten Auflage des US-amerikanischen Arzneibuches ist Hanf unter dem Namen »Extractum Cannabis« oder »Extract of Hemp« enthalten.

1900: Hanf wird in der medizinischen Praxis der USA für eine Vielzahl von Krankheiten eingesetzt. Mehr als 20 verschreibungspflichtige Medikamente sind neben dem rezeptfreien Verkauf von Arzneien wie zum Beispiel einer »One day cough cure« erhältlich.

1914: Mit dem *Harrison Narcotics Tax Act* wird der Drogenkonsum in den USA als Verbrechen eingestuft.

1937: Der *Marihuana Tax Act* verbietet Konsum und Verkauf von Hanf in den Vereinigten Staaten und markiert damit den Beginn von dessen Verbot.

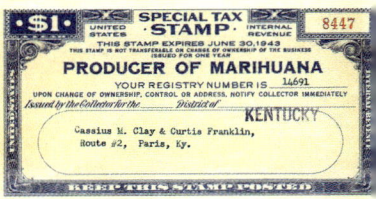

Die extrem hohe Steuer auf Cannabis machte es US-Farmern finanziell praktisch unmöglich, Hanf anzubauen: Stempelmarke aus dem Jahr 1937

Dämonisierung und Verbot

Coautor: Dr. Mag. Dušan Nolimal, Sozialmediziner

»Die meisten Marihuana-Raucher sind farbige Menschen, Jazzmusiker und Entertainer. Ihre satanische Musik wird von Marihuana angetrieben, und Marihuana, das von weißen Frauen geraucht wird, lässt sie nach sexuellen Beziehungen mit Negern, Animateuren und anderen suchen. Es ist eine Droge, die Wahnsinn, Kriminalität und Tod verursacht – die gewalttätigste Droge in der Geschichte der Menschheit.« Dieses Zitat von Harry Jacob Anslinger (1892–1975), der ab 1930 Vorsitzender des *Federal Bureau of Narcotics* (FBN) und einer der treibenden Befürworter einer Cannabis-Prohibition war, zeugt von den Vorurteilen zu Anzucht und Konsum der Hanfpflanze. Anslinger lehnte die Nutzung von Opium und Hanf auch zu medizinischen Zwecken ab und setzte sich als Mitglied der Drogenkommission der Vereinten Nationen in den 1960er-Jahren für ein weltweites Verbot des Cannabisanbaus ein.

Prohibition kommt vom lateinischen *prohibere*, verhindern. Im Bezug auf Hanf bezeichnet das Wort das gesetzliche Verbot von Anbau, Herstellung, Lagerung, Transport, Verkauf, Besitz und Konsum von *Cannabis sativa* L. In den USA begann das Verbot bereits mit dem *Harrison Act* von 1914 – dem Grundstein für ein Verbot einiger psychoaktiver Pflanzen und Substanzen. Erstmals hatte damals die US-Regierung eine rechtliche Unterscheidung zwischen medizinischem und Freizeit-Drogenkonsum vorgenommen. Aufgrund der starken Lobbyarbeit der Pharmaindustrie wurde Hanf damals noch nicht in diesem Gesetz vorgesehen. Die Dinge änderten sich, als Harry Jacob Anslinger Direktor des FBN wurde, das er für mehr als drei Jahrzehnte leiten sollte. Sein Einfluss auf die globale Drogenpolitik war lange nach seinem Tod im Jahr 1975 noch spürbar. Er glaubte, dass harte Strafen die einzige Möglichkeit wären, die Einhaltung des Drogenverbots zu erzwingen. Er war entschlossen, die Pflanze zu kriminalisieren, um seine politische Karriere aufzubauen, und organisierte eine breite Kampagne gegen Cannabis, die mit einem neuen Namen begann: »Marihuana«. Das Wort stammt aus dem mexikanischen Spanisch, wobei die weitere Herleitung ungewiss ist und möglicherweise aus einer aztekischen Sprachfamilie stammt. Die häufig kolportierte Deduktion vom spanischen Vornamen María Juana – im amerikanischen Englisch daher auch als »Mary Jane« bezeichnet – ist eine irrige Volksetymologie. Doch durch diese Bezeichnung ging die Stigmatisierung ethnischer Minderheiten einher, die mit Cannabis in

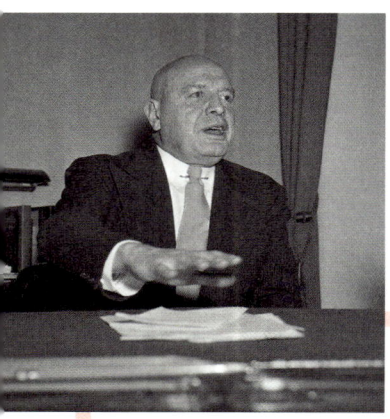

Drogenkommissär Harry J. Anslinger verlautbart am 4. Jänner 1958 eine Reihe von Maßnahmen zur Einschränkung des Drogenhandels

DIE HANF-MEDIZIN

Bezug gesetzt wurden. Damit verschärfte Anslinger die Fremdenfeindlichkeit während der Weltwirtschaftskrise, als viele Amerikaner das Gefühl hatten, mit Migranten um knappe Jobs konkurrieren zu müssen. Der amerikanische Geschäftsmann, Politiker und Eigentümer einer Zeitungskette William Randolph Hearst nutzte seine Boulevardblätter, um die Hanfpflanze weiter zu dämonisieren und die öffentliche Meinung dahingehend zu beeinflussen, dass es Zusammenhänge zwischen Cannabis, Migration und Gewaltverbrechen gäbe. Um öffentliche Unterstützung für ihren Kreuzzug zu erhalten, stellten die Prohibitionisten Hanf als eine Substanz dar, die »weiße Frauen veranlasst, sexuelle Beziehungen zu Negern zu suchen« und »mexikanisch-amerikanische Männer nach weißen Frauen gierig machte«.

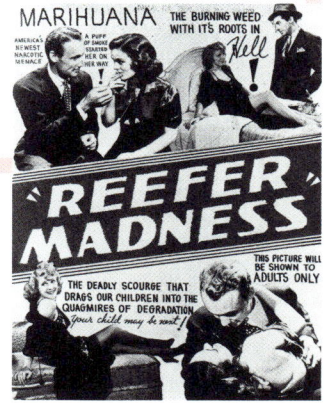

Kinoplakat zum Anti-Marihuana-Film »Reefer Madness«

Hanf wurde in mehreren Filmen dämonisiert, von denen einige von großen Destillerien finanziert wurden, die erhebliche Gewinne verlieren würden, wenn Hanf legal würde. Mit dem 1936 produzierten Streifen »Reefer Madness« (Wahnsinnskraut) wurde den Zuschauern vermittelt, Cannabis sei eine Droge, die zu gewalttätigem Verhalten und schließlich in den Wahnsinn führte.

Im Jahr 1937 stimmte der US-Kongress einem Gesetz zu, das alle Formen von Hanf mit hohen Steuern belegte. Doch das FBN versperrte letztendlich den Zugang zu Hanf auch für medizinische Zwecke, sodass keine Medikamente auf Grundlage von Cannabinoiden mehr ausgegeben werden konnten. Stattdessen wurden Opioide empfohlen, und 1942 wurde die Pflanze *Cannabis sativa* L. aus dem Arzneibuch der USA entfernt, obwohl damals führende Ärzte und Wissenschaftler praktisch jede Behauptung widerlegen konnten, die Anslinger und das FBN über Cannabis gestellt hatten.

Als Cannabis ab den 1968ern zu einem Symbol für die jugendliche Rebellion wurde, drängten viele Regierungen auf Repressionsmaßnahmen, die 1971 in der Amtszeit von Richard Nixon im »Krieg gegen Drogen« mündeten. Politische und xenophobische Faktoren und die Art und Weise, wie Cannabiskonsumenten in den Medien dargestellt wurden, führten schließlich zum weltweiten Verbot von Cannabis. Schließlich kam es in den 1980er Jahren zu einer regelrechten Anti-Drogen-Hysterie in vielen Ländern und in der Folge zur Einführung drakonischer Strafen, die auch für den Handel mit Cannabis galten. In den 1980er und 1990er Jahren war »Just Say No« eine beliebte Werbekampagne, die Kinder vom illegalen Drogenkonsum abhalten und eine »drogenfreie Gesellschaft« herbeiführen sollte. Deshalb waren die meisten Bemühungen in den letzten Jahrzehnten, den Konsum von Cannabis zu verringern, weitgehend von Verhaftungen, Geldstrafen oder Inhaftierungen und der

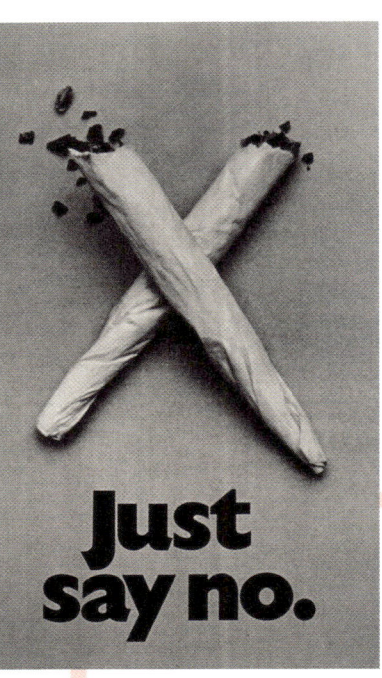

Plakat der US-Gesundheitsbehörde aus den 1990er Jahren

Beschlagnahme von Privateigentum geprägt. Dennoch stieg die Verfügbarkeit von Cannabis und auch die Zahl der Konsumenten stieg. Die verstärkte Durchsetzung des Verbotes hatte nicht die beabsichtigte Wirkung, sondern hat viele Menschenleben ruiniert, Gefängnisse gefüllt und Regierungen ein Vermögen gekostet. Außerdem hat das Verbot nicht verhindert, dass Menschen an anderen Drogen starben.

Fazit: Cannabis ist heute mit Abstand die am häufigsten verwendete verbotene Droge. Das Scheitern des Verbots wird noch deutlicher, wenn man bedenkt, wie leicht in den letzten 30 Jahren des Verbots Jugendliche an Cannabis herankommen: Die meisten von ihnen berichten, dass sie Cannabis kostenlos erhalten oder mit jemandem geteilt haben. Zur Ironie der Geschichte trägt bei, dass kürzlich die Weltgesundheitsorganisation (WHO) zu dem Schluss kam, dass die USA trotz der meisten Sanktionen die höchsten Raten illegalen Drogenkonsums haben. Vergleiche zwischen den USA und den Niederlanden, wo der Cannabisverkauf traditionell toleriert wird und der Konsum de facto legalisiert ist, zeigen, dass der Cannabiskonsum in den USA mehr als doppelt so hoch ist wie in den Niederlanden. Auch aus diesem Grund beginnen viele andere Länder, eine Entkriminalisierung oder Legalisierung von Cannabis in Betracht zu ziehen, weil vor allem die Kosten des Verbots beträchtlich sind.

Die öffentliche Meinung zu Cannabis hat sich über die Jahre dramatisch verändert, und die hitzigen Diskussionen über die mögliche Legalisierung haben Experten, Politiker und Steuerzahler gespalten. Es gibt in diesen Debatten immer noch zahllose Mythen, Fehlinformationen und Grabenkämpfe – oftmals ausgetragen mit starken Emotionen und mangelnder Objektivität. Wir sehen heute, dass die Kriminalisierung von Hanf nicht gerechtfertigt ist und ein Hindernis für Forschung, medizinischen Gebrauch und eine angemessene Regulierung darstellt.

Die Erforschung einer Unbekannten

Ich kann mich nicht genug darüber wundern, dass es zu einem Verbot von Anbau und Konsum der *Cannabis sativa* L. kam, bevor die Pflanze überhaupt wissenschaftlich erforscht wurde. Wir können also sagen, dass die Grundlage für die heutige Gesetzgebung ohne jegliche Kenntnisse der chemischen Zusammensetzung der Pflanze oder deren Wirkungsweise auf unseren Körper gelegt wurde.

Ein Großteil des Wissens und der Daten, über die wir heute verfügen, sind den Forschungsergebnissen des israelischen Chemikers Raphael Mechoulam (*1930) geschuldet. Er begann seine Arbeit mit Cannabis am Weizmann-Institut für Wissenschaften, einem multidisziplinären Institut für naturwissenschaftliche Forschung und Ausbildung in Jerusalem. Sie werden sicherlich nicht verwundert sein, wenn ich Ihnen erzähle, dass er als Grundlage für seine Forschungen mit beschlagnahmtem Haschisch zu arbeiten hatte. Für seine ersten Versuche fuhr Mechoulam mit einem öffentlichen Bus von der Polizei ins Labor – mit Haschisch in der Tasche. Schon 1963 isolierte er aus mehr als 1000 Substanzen das *Cannabidiol* (CBD). Dabei handelt es sich um ein Molekül, das einen therapeutischen Effekt auslöst, dabei nicht psychoaktiv wirkt und eines der bedeutendsten Bestandteile von *Cannabis sativa* L. darstellt. Ein Jahr darauf isolierte seine Gruppe auch den Stoff, der die Bewusstseinsänderung bewirkt: *Tetrahydrocannabinol* (THC). In den folgenden Jahren kam es zu Isolierung und Identifizierung vieler anderer Inhaltsstoffe des Hanfes und vor allem jener mit medizinischer Wirkung, den Cannabinoiden.

1988 wurde ein neuer Meilenstein gelegt: Um zu verstehen, wie THC in unserem Körper wirkt, wurden die ersten Rezeptoren entdeckt, an denen die Cannabinoide im Hirn andocken. In den 1990er Jahren isolierte und identifizierte Mechoulam zusammen mit seinen Mitarbeitern die Endocannabinoide, wobei *Anandamid* und *2-Arachidonylglycerol* (2-AG) zusammen mit den spezifischen Rezeptoren das Endocannabinoid-System bilden – ein wichtiges biochemisches endogenes System, das sich im Gehirn befindet und an einer Vielzahl von physiologischen Funktionen beteiligt ist. Dazu mehr in den folgenden Kapiteln.

Kleines Aperçu am Rande: Das Anandamid wurde zuerst aus einem Schweinegehirn isoliert. Weil Schweinehirne in Jerusalem nicht leicht aufzutreiben waren, gingen Mechoulams Assistenten zu einem Metzger in Tel Aviv. Anandamid ist aber im Gehirn in nur sehr kleinen Mengen nachweisbar, weshalb immer mehr Schweinehirne gebraucht wurden. Das führte in Tel Aviv zu einer exponentiellen Verteuerung von Schweineköpfen!

Viele andere Forschungsgruppen begannen, die Endocannabinoide und das Endocannabinoid-System (ECS) zu untersuchen. Heute finden wir über 100.000 Publikationen über Hanf, Cannabis, Cannabinoide und das ECS. Die Faszination und intensive Erforschung der Inhaltsstoffe dieser Pflanze half uns, mehr über uns selbst und die Funktionsweise unseres Körpers zu erfahren. Interessanterweise hat auch die Pharmaindustrie die Potenziale

> Die **Grundlage der Cannabisforschung** bildete beschlagnahmtes Haschisch – wen wundert das?

Der Pionier der Cannabisforschung

Raphael Mechoulam untersucht Cannabis in der Medizin länger als jeder andere Wissenschaftler. Er gilt heute als Vater der Erforschung der Cannabinoide. 2015 entstand der Dokumentarfilm »The Scientist«, der dem Werdegang des Wissenschaftlers folgt, von seiner Kindheit während des Holocausts in Bulgarien über seine Auswanderung nach Israel bis hin zu seiner Karriere als Hauptforscher für die Chemie und Biologie der weltweit am meisten missverstandenen Pflanze.

Filmemacher Zach Klein traf Professor Mechoulam zum ersten Mal, als er Recherchen anstellte, um mit Cannabis jene Symptome zu lindern, welche die Chemotherapie seiner an Brustkrebs erkrankten Mutter hervorrief.

Der daher mit Herzblut gemachte Dokumentarfilm folgt Professor Mechoulams Versuch, die folgende wichtige Frage zu beantworten: Was übersehen wir?

Die Doku ist ein wertvoller Beitrag zum Verständnis der wegweisenden Arbeit Mechoulams mit Cannabis, die zur Entdeckung des sogenannten Endocannabinoid-Systems führte.

Übrigens: Hollywood zeichnete den Film mit dem *Hollywood International Independent Documentary Award* 2015 aus. Wenn Sie mehr darüber wissen wollen, empfehle ich Ihnen, »The Scientist« kostenlos auf Youtube anzusehen.

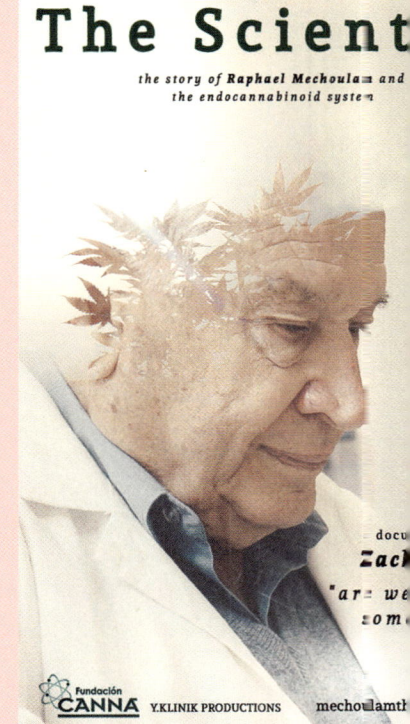

der Cannabinoide erkannt, und einige Unternehmen haben Medikamente entwickelt, die bereits auf dem Markt sind:

1981 wurde das synthetische Analog von Δ9-THC *Nabilone (Cesamet; Valeant Pharmaceuticals North America)* als Medikament gegen Übelkeit und Erbrechen im Zusammenhang mit Chemotherapie zugelassen.

1985 wurde das synthetische Δ9-THC *Dronabinol (Marinol; Solvay Pharmaceuticals, Inc.)* als Vorbeugung und Behandlung von Übelkeit und Erbrechen unterschiedlicher Ursache und 1992 als Appetitstimulans zugelassen.

2005 wurde *Sativex (Naviximole; GWPharma)* zugelassen, das sowohl Δ9-THC als auch CBD enthält; es wurde erstmals in Kanada zur Schmerzlinderung bei Patienten mit Multipler Sklerose und fortgeschrittenem Krebs zugelassen und anschließend als Medikament zur Linderung der durch Multiple Sklerose verursachten Spastik.

2018 pflanzliches *Cannabidiol (Epidiolex, GW Pharmaceuticals)* zur Behandlung von Anfällen im Zusammenhang mit dem Lennox-Gastaut-Syndrom (LGS) oder dem Dravet-Syndrom bei Patienten ab zwei Jahren.

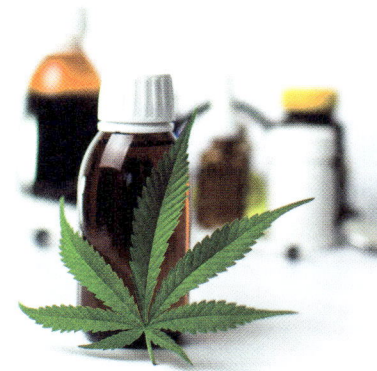

Doch es gibt auch Negatives zu melden. So ein Beispiel war *Rimonabant*, ein synthetisches Cannabinoid, das sich fix an den Cannabinoid-Rezeptor1 (CB1) bindet, den Rezeptor aber blockiert. Man dachte, da THC ein Aktivator von CB1 ist und Heißhunger verursacht, sollte ein CB1-Blocker den Appetit mindern. 2006 war das Medikament verschreibungspflichtig zum Abnehmen genehmigt. Die Patienten nahmen zwar ab, aber schon nach ein paar Jahren hatten viele starke Nebenwirkungen wie Depressionen und Psychosen, die auch zu Selbstmord führten. Deswegen wurde es bereits 2008 wieder vom Markt genommen.

Ein weiteres Beispiel: Es ging um eine Studie betreffend die Fettsäureamid-Hydrolase (FAAH), die für den Abbau von Anandamid, dem körpereigenen Cannabinoid, zuständig ist. Die Hemmung des Enzyms könnte psychischen Erkrankungen entgegenwirken. Nach Tests an Tieren wurde mit Studien am Menschen begonnen. Einer der ersten Probanden, der im Januar 2016 behandelt wurde, erlitt ein tödliches Hirnödem. Weitere vier Teilnehmer der Studie mussten wegen neurologischer Symptome im Krankenhaus behandelt werden.

Daraus ist zu sehen, dass wir bei einem derart vitalen System wie dem Endocannabinod-System nicht einfach Teile chemisch blockieren dürfen, ohne mit Nebenwirkungen rechnen zu müssen.

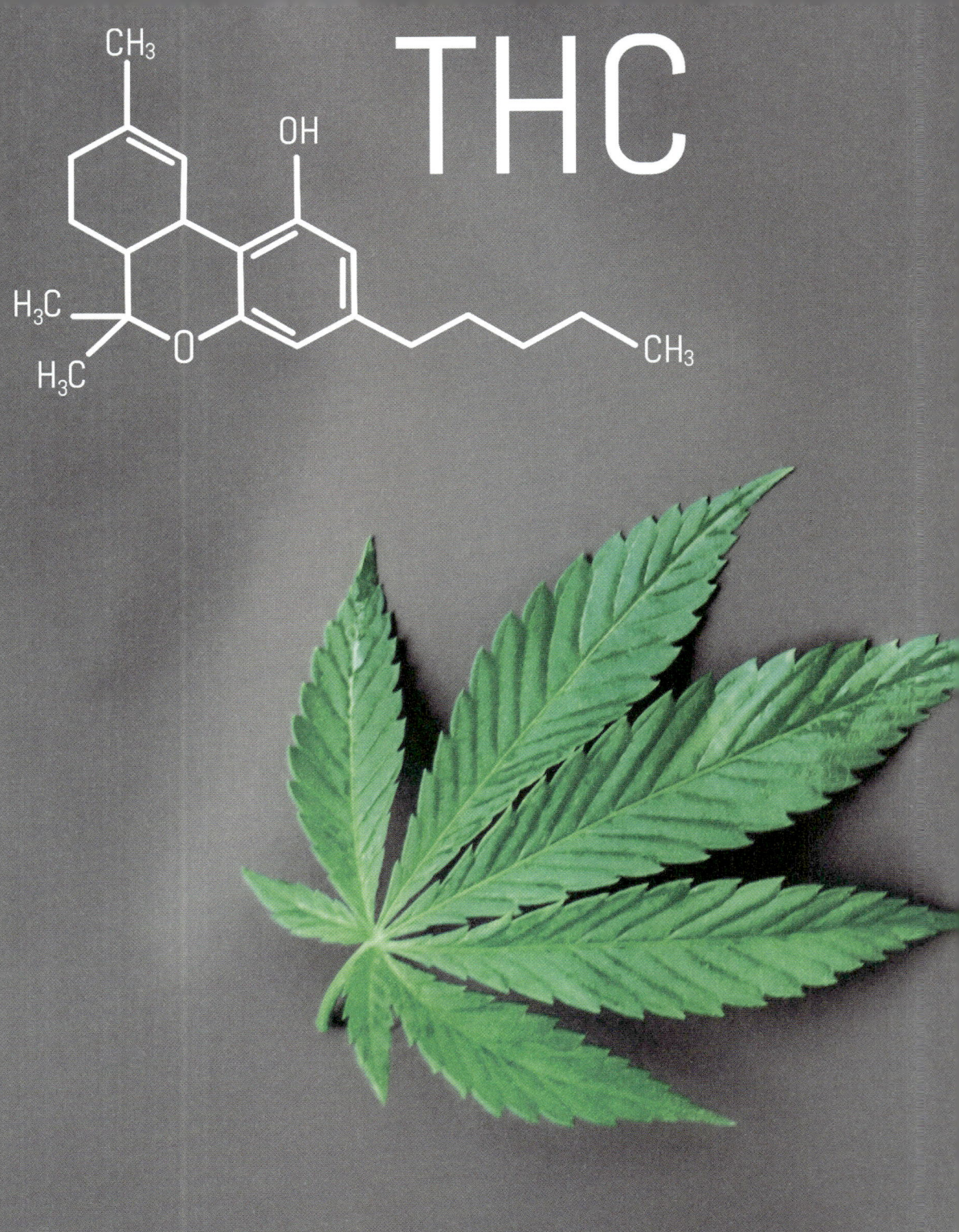

2.

Warum unser Körper Cannabinoide selbst herstellt

Eine funktionierende Einheit: Der menschliche Organismus besteht aus **36 Milliarden Zellen,** aber auch aus zehn Mal so vielen Mikroben. Wie geht das? Ein Erklärungsversuch.

Die Bausteine des Lebens

Der menschliche Körper ist aus biochemischer Sicht kompliziert aufgebaut. Wenn wir die Zelle als grundlegende Einheit des Lebens genauer betrachten, so erkennen wir, dass die Biochemie bereits auf dieser Ebene ziemlich komplex ist. Wir können uns eine Zelle als einen ganz kleinen Ball vorstellen, aber sie ist nicht nur ein einfacher Baustein – statisch wie Ziegel in einer Mauer. Denn in jeder einzelnen Zelle finden zu gewissen Zeiten 10.000 bis 15.000 biochemische Reaktionen statt, die koordiniert und streng geregelt ablaufen. Jede Zelle speichert in ihrem Kern auch alle Gene und Informationen, die zur Bildung des ganzen Körpers notwendig sind. Und dann sind da noch die verschiedenen Zelltypen, die ganz spezifische Funktionen haben. So hat eine Leberzelle andere Funktionen als eine Nervenzelle, weshalb sie unter einem Mikroskop auch vollkommen unterschiedlich aussehen.

Die Zellstruktur

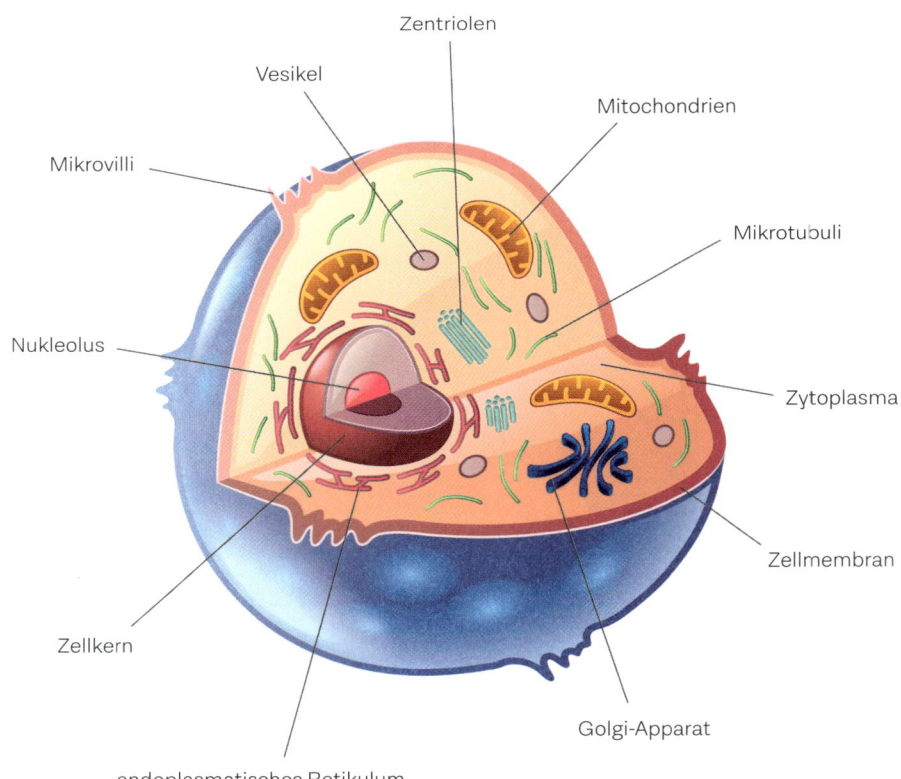

Die Zelle – eine Plaudertasche

Obwohl eine Blutzelle und eine Muskelzelle eine unterschiedliche Struktur und Form haben, sind sich alle Zellen in ihrer grundlegenden Biochemie sehr ähnlich und agieren stets als Teil eines größeren Ganzen. Deswegen ist es für eine einzige Zelle sehr wichtig, mit anderen Zellen ihrer Umgebung zu kommunizieren: Sie erkennt, was um sie herum vorgeht, was die Nachbarzelle tut und reagiert auf deren Signale. Biochemisch betrachtet, ist eine einzelne Zelle keine individuelle Lebenseinheit, sondern ein Teil eines Gewebes, eines Organs oder eines physiologischen Systems. Damit eine Zelle als Teil eines Gesamtsystems fungieren kann, muss sie unbedingt Botschaften senden und empfangen können. Vermenschlicht ausgedrückt: Sie muss eine Plaudertasche sein, die auch gut zuhören kann.

Eine Zelle wird durch eine Membran, eine Lipiddoppelschicht mit eingebetteten Proteinen, von ihrer Umgebung getrennt. Die Membrane ist nicht rigid, sondern fluid und flexibel, und obwohl sie die Zelle eigentlich von der Umgebung trennt, ermöglicht sie zugleich auch die Kommunikation. Und da gibt es viel zu erzählen. Die Zellen senden und empfangen hunderte von Nachrichten in Form von chemischen Signalmolekülen. Diese Moleküle dringen bis zur Membran vor, während die inliegenden Proteine als Empfänger (Rezeptoren) dienen.

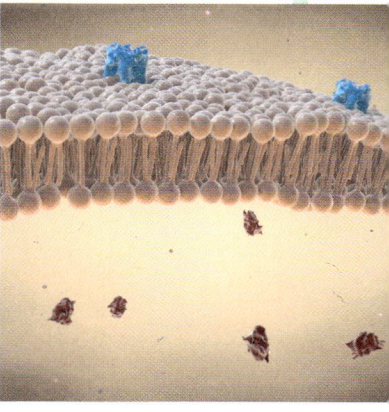

Zellmembran mit Lipiddoppelschicht und Rezeptoren

Das innere Geplauder

Nicht alle Zellen können eine bestimmte chemische Nachricht »hören«. Um ein Signal zu erkennen, muss eine Zelle den richtigen Empfänger für dieses Signal haben. Wenn ein Signalmolekül sich an einen Rezeptor bindet, führt das zu Veränderungen im Inneren der Zelle. Das bedeutet, die Zelle hat die Nachricht gehört und wird sich ihr anpassen. Ähnlich der Entscheidung, einen Regenschirm mitzunehmen, wenn wir die Nachricht hören, dass es im Lauf des Tages regnen wird.

Ein Signalmolekül und ein Rezeptor erkennen einander anhand einer einzigartigen 3D-Molekülstruktur – ähnlich einer Schlüssel-Schloss-Funktionsweise. Falls alles passt, öffnen sich die Türen und eine Veränderung in der Zelle kann beginnen. Wenn nicht, geschieht gar nichts. Wenn ein Signalmolekül und ein Rezeptor übereinstimmen, findet eine Kaskade von Reaktionen in der Zelle statt, die letztendlich zu einer Modifikation führt z.B. zu Zellteilung, Apoptose (Form des programmierten Zelltods) oder Autophagie, einem Prozess, mit dem Zellen eigene Bestandteile abbauen und verwerten. Durch diese Kommunikation können die Zellen nicht nur auf Veränderungen in der extrazellulären Umgebung reagieren, sich an diese Veränderungen anpassen und gedeihen, sondern auch Signale zwischen Zellen, Geweben, Organen und dem ganzen Körper austauschen.

Die Empfänger der Nachricht

Verschiedene Zelltypen haben viele unterschiedliche Rezeptoren. Es hängt davon ab, was für das Gewebe oder das betreffende Organ wichtig ist, welche Nachricht wesentlich ist. Zum Beispiel haben die Zellen der Bauchspeicheldrüse viele Rezeptoren für Zucker (Glukose), da die Funktion dieses Organs von der Konzentration des Blutzuckers abhängig ist. Falls sich Glukose auf den Rezeptor in den Zellen der Bauchspeicheldrüse bindet, wird die Produktion von Insulin angeregt, der Blutzucker sinkt. Unsere Zellen sind in diesem Sinne sehr wirtschaftlich, jede Zelle hat nur jene Rezeptoren, die für ihr Überleben und ihre Funktion wichtig sind, und nur in der Anzahl, die benötigt wird. In der zellulären Biochemie gibt es weder ein Molekül noch eine Reaktion zu viel, die gesamte Biochemie ist stark optimiert und an die Umgebung angepasst. Jeder Zelltyp in unserem Körper verfügt über ein spezifisches Set von Rezeptoren. Typ und Dichte der Rezeptoren können sich allerdings während der Lebensdauer einer Zelle verändern, abhängig von den Bedingungen, denen eine Zelle ausgesetzt ist.

Was Hanf mit Cannabinoid-Rezeptoren zu tun hat

Unser Körper hat neben vielen verschieden Rezeptortypen auch Rezeptoren für Cannabinoide, die Wirkstoffe von Hanf. Sie wurden allerdings erst 1988 entdeckt, obwohl Cannabinoide bereits 1899 isoliert werden konnten. Interessanterweise hat man die Inhaltsstoffe von Mohn (*Papaver somniferum*) viel früher isoliert, und zwar 1804. Die zugehörigen Rezeptoren wurden 1973 entdeckt.

Vorerst verwirrte die Wissenschaftler die Existenz von Cannabinoid-Rezeptoren. Umso mehr, als sich herausstellte, dass diese Rezeptoren in unseren Zellen sehr häufig vorkommen. Wir wissen bereits, dass die Zellen sehr ökonomisch mit der Produktion von Rezeptoren umgehen, wie auch mit anderen zellularen Prozessen. Doch die Tatsache, dass viele bestimmte Rezeptoren in den Zellen enthalten sind, weist darauf hin, dass dieses Signal für die Zellen sehr wichtig ist.

Es würde nicht viel Sinn ergeben, dass sich unser Körper so viel Mühe gibt, diese Cannabinoid-Rezeptoren zu produzieren, wenn es für die meisten Menschen nur eine geringe Chance gibt,

---

> Eine wegweisende Entdeckung:
> **Cannabinoide haben auf beinahe alles in unserem Körper Einfluss.**

Die Erforschung der Cannabinoide

	Isolierung des ersten pflanzlichen Cannabinoids, Cannabinol
1899	
1932	Klärung der Struktur von Cannabinol
	Isolierung von Cannabidiol
1940	
1941	Synthese und Evaluierung von Δ-THC
1942	Frühe pharmakologische Untersuchungen
1950	
1963	Klärung der Struktur von Cannabidiol
1964	Isolierung und Identifizierung zusätzlicher Cannabinoide
	Isolierung und Klärung der Struktur von Δ-THC
1970	
	Forschung über Pharmakologie und Stoffwechsel von Cannabinoiden
1972	Ringimmobilität und Tetraden-Tests
1975	
	Entdeckung von CB1
1988	
1990	Klonen von CB1
	Isolierung und Klärung der Struktur von Anandamid
1992	
1993	Entdeckung von CB2
	Entdeckung von SR-131716A, dem ersten CB1-Antagonisten
1994	Isolierung und Klärung der Struktur von 2-AG
1995	
	Klonen des ersten Endocannabinoid-abbauendem Enzyms, FAHH
1996	
1998	Entdeckung von SR-14428, dem ersten CB2-Antagonisten
1999	Entdeckung und Evaluierung von Endocannabinoid-ähnlichen Gehirnbestandteilen, Entdeckung und Evaluierung der Funktionen von FAAH- und MAGL-Hemmern, zellbiologische und neurowissenschaftliche Studien durchgeführt und klinische Studien initiiert
	Anandamid aktiviert Vanilloid-Rezeptoren
2000	
2001	
	Entdeckung der retrograden Signalisierung durch Endocannabinoide
2003	
2014	Klonen des Endocannabinoid-synthetisierenden Enzyms

im Lauf des Lebens Cannabis zu begegnen. Wieso können also unsere Zellen so fein abgestimmt auf die Inhaltsstoffe einer ganz bestimmten Pflanze sein? Die Wissenschaftler kamen zu dem Schluss, dass die Rezeptoren nicht primär pflanzlichen Stoffen dienen sollten, sondern unseren eigenen Molekülen.

Seit der Entdeckung des ersten Cannabinoid-Rezeptors sind 20 Jahre vergangen, bis *Endocannabinoide* bewiesen werden konnten. Dabei handelt es sich um Cannabinoide, die alle Wirbeltiere produzieren. Dabei werden Substanzen frei, die ähnlich wirken wie THC, und auch weitere, die wiederum dem CBD ähnlich sind. Dies war eine wichtige Entdeckung, die zu intensiver Forschung über die Funktion von Cannabinoiden führte.

Cannabinoide – die Schützer unserer inneren Homöostase

In uns drinnen ist also viel los. In jeder Zelle passieren in jedem Moment viele tausende Reaktionen. Das hört sich kompliziert an, aber jede Zelle und jedes Organ hat die Fähigkeit, das biochemische Gleichgewicht zu erhalten. Das nennen wir die Homöostase, aus dem altgriechischen »homoiostásis« für Gleichstand. Es geht dabei um die Aufrechterhaltung eines Gleichgewichts durch einen internen regelnden Prozess, also eine Art Selbstregulation von Systemen. So haben wir zum Beispiel eine homöostatische Körpertemperatur, einen homöostatischen pH-Wert im Blut und so weiter. Und falls sich etwas ändert und die Werte aus dieser Balance springen, aktivieren sich mehrere Mechanismen, um alles wieder in Homöostase zu bringen.

Aber wozu dienen diese Moleküle? Diese Frage war für die Wissenschaftler nicht leicht zu beantworten. Die meisten Forschungen ergaben, dass Cannabinoide auf beinahe alles in unserem Körper Einfluss haben. Weitere Forschungsergebnisse brachten schließlich zutage, dass Cannabinoide als grundlegende Signalmoleküle in unserem Körper dienen, denn die meisten Zelltypen haben Rezeptoren für Cannabinoide. Und wie lautet nun die Nachricht, die mittels dieser Moleküle an den Großteil der Zellen geschickt wird? Vereinfacht gesagt: »Nimm den Fuß vom Gas und schalte einen Gang runter!« Daraus folgt, dass der Nachweis von Cannabinoiden in einer Nervenzelle bedeutet, weniger Neurotransmitter auszuschütten, um das Gleichgewicht (Homöostase) wiederherzustellen.

Natürlich ist aber die Situation im ganzen Körper viel komplexer. Wenn ein Signal oder eine Situation unsere zellulare Homöostase herausfordert, sind die Cannabinoide die ersten Moleküle, die produziert werden. Das bedeutet, dass sie eine

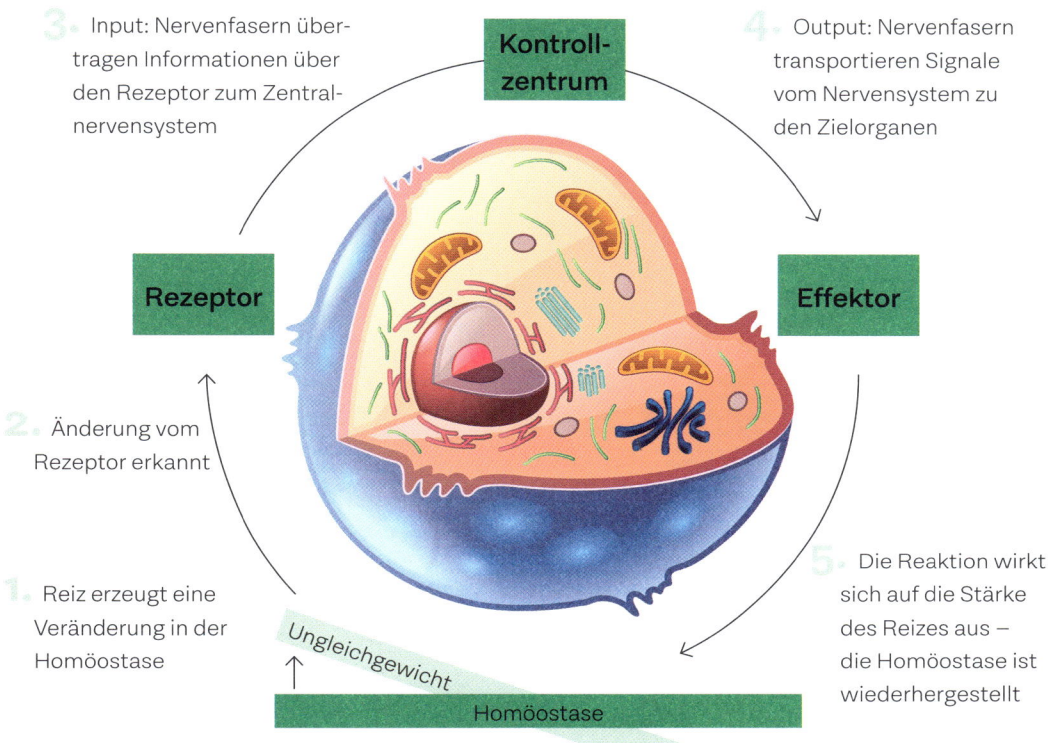

Wächterrolle haben, sie senden also ein SOS-Signal. Und so werden Cannabinoide in nahezu allen für den Organismus gefährlichen Situationen ausgeschüttet: Wenn wir eine physische Verletzung einstecken müssen ebenso wie wenn wir ein intensives emotionales Erlebnis haben, aber auch wenn wir Mikroben aufnehmen, toxische Nahrungsmittel zu uns nehmen und in vielen anderen Situationen auch. Wann immer die Homöostase unseres Körpers angegriffen wird, produzieren wir Cannabinoide, die ein Signal an die betroffenen Zellen schicken und damit mehrere Mechanismen aktivieren, die alle dazu dienen, dass wir so bald wie möglich wieder in ein biochemisches Gleichgewicht kommen.

Verschiedene Endocannabinoide können nicht nur an Cannabinoid-Rezeptoren binden, sondern auch an einen vermuteten CB3-Rezeptor, den GPR55-Rezeptor, sowie an weitere Rezeptoren. Dabei handelt es sich um einen allgemeinen

Die Cannabinoid-Rezeptoren

Allen Cannabinoid-Rezeptoren ist gemeinsam, dass sie G-Protein-gekoppelte Transmembranrezeptoren (GPCR) sind. Das bedeutet, dass sich ein Teil des Rezeptors außerhalb der Zelle befindet und auf ein Cannabinoid vorbereitet ist, während der andere Teil des Rezeptors auf der Innenseite der Zelle sitzt und die Nachricht weiterleitet, ob sich Cannabinoide in der Nähe befinden.

Wenn sich ein Cannabinoid an den Rezeptor bindet, reagiert die Zelle. Welche Reaktion es geben wird, hängt nun wiederum von vielen Faktoren ab, einschließlich des Zelltyps, der Chemie und Konzentration der Cannabinoide, der Anwesenheit anderer Moleküle und auch der Anzahl oder Dichte der Cannabinoid-Rezeptoren auf der Zelloberfläche. Um die physiologische Rolle des Endocannabinoid-Systems zu verstehen, schauen wir, wo im Körper Cannabinoid-Rezeptoren sind, also welche Organe oder Gewebe die Nachricht aufnehmen können, die Cannabinoide senden.

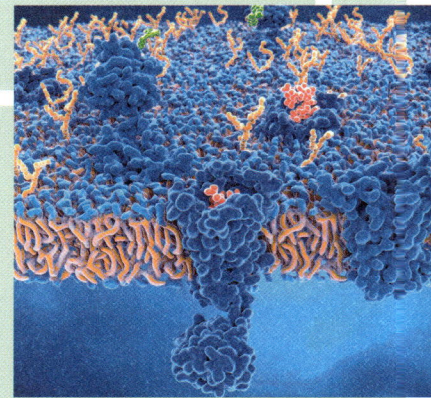

Opioid- und Cannabinoid-Rezeptoren im Gehirn mit ihren Leganden: Endorphine (rot) und Anandamide (grün)

- Typ-1-Cannabinoid-Rezeptoren (CB1) befinden sich besonders im zentralen Nervensystem, an die sich THC und schwach auch CBD binden. Da sie während der Wirkung von Cannabis im Körper um den CB1-Rezeptor konkurrieren und CBD nicht psychoaktiv wirkt, federt CBD den psychedelischen Effekt des THC ab. Diese Rezeptoren beeinträchtigen somit das Schmerzempfinden und auch die Motorik, aber auch Emotionen, Erinnerung und Appetit. Weil CB1-Rezeptoren ihre Funktion im zentralen Nervensystem haben, wird laufend untersucht, wie Cannabinoide bei unterschiedlichen Nervenschädigungen und neurodegenerativen Krankheiten wie der Parkinson- und der Alzheimer Krankheit wirken.
- Typ-2-Cannabinoid-Rezeptoren (CB2) kommen im Immun-, im Verdauungs- oder dem Fortpflanzungssystem vor. Sie befinden sich aber auch in Knochen, Haut, Lunge, hormonalen Drüsen oder in den Augen. Man ging davon aus, dass Cannabis das Immunsystem negativ beeinflusst, doch die Annahme ist überholt und wissenschaftlich unbegründet. Vielmehr scheint es so zu sein, dass die Cannabinoide den Körper dazu bringen, wieder in eine biochemische Homöostase zurückzukehren.

Zellsignalisierungsrezeptor, dessen spezifische physiologische Rolle unklar ist, da Mäuse ohne diesen Rezeptor keine gesundheitlichen Probleme haben. GPR55 ist im Hoden, in der Milz und im Gehirn, insbesondere im Kleinhirn, weit verbreitet. Er wird im Magen-Darm-Trakt aktiviert und es hat sich gezeigt, dass damit die Funktion der Knochenzellen reguliert wird.

Auch andere GPR-Rezeptoren antworten auf Cannabinoide wie GPR18 und GPR119. Interessanterweise reagieren einige Rezeptoren, die für andere Zellfunktionen verantwortlich sind, ebenso auf Cannabinoide wie einige Ionenkanäle, Transporter, Enzyme und Zellstrukturen.

Ein Beispiel dafür ist die Thermo-TRP-Kanalfamilie, eine Familie von zellulären Ionenkanälen: TRP Vanilloid-1- und 2-Rezeptoren werden durch Capsaicin aus Chili bzw. CBD aus Hanf aktiviert. Sie sind dafür verantwortlich, den Körper mit Informationen über Temperaturänderungen in der Umwelt zu versorgen. Da wir wissen, dass die Regulierung der Körperkerntemperatur und die Reaktion auf Veränderungen der Außentemperatur unter der Kontrolle des Endocannabinoid-Systems steht, ist es unter diesem Gesichtspunkt nicht verwunderlich, dass die Familie der Thermo-TRP-Kanäle auf Cannabinoide reagiert. Der Hypothalamus, der die Körpertemperatur reguliert, hat auch viele Cannabinoid-Rezeptoren. So verursacht Anandamid Fieber, nachdem es an die CB1-Rezeptoren im Hypothalamus gebunden wurde.

Ein weiteres Beispiel wären die Peroxisom-Proliferator-aktivierten Rezeptoren (PPAR), die bei der Entscheidung, welche Gene ruhiggestellt werden und was aktiviert wird, eine wichtige Rolle bei der Zelldifferenzierung und -entwicklung, dem Stoffwechsel (Kohlenhydrat, Lipid, Protein) und der Tumorgenese spielen. Unter Berücksichtigung der Rolle, die Endocannabinoide in diesen Prozessen spielen, kann ihre Aktivierung von PPAR einer der Wege sein, Zellen durch Cannabinoide tiefgreifend zu beeinflussen.

Es ist auch bekannt, dass sich das pflanzliche Cannabidiol (CBD) an einen sehr interessanten Rezeptor, den Serotonin-1A-Rezeptor oder 5-HT1A-Rezeptor bindet. Diese Rezeptoren sind in unserem Gehirn sehr verbreitet und an der Neuromodulation – im Zusammenhang damit auch der Schmerzregulierung – beteiligt. Neben anderen Effekten, die vorrangig für Serotonin, das Glücksmolekül, bekannt sind, verursachen sie eine Senkung des Blutdrucks und der Herzfrequenz. Viele bekannte Medikamente gegen Angst und Depressionen wirken genau auf diese Rezeptoren.

> **Cannabidiol** bindet an Rezeptoren, die für die **Schmerzregulierung** verantwortlich sind.

Neben allen Rezeptoren, an die Cannabinoide binden und die Funktion unserer Zellen und unseres Körpers verändern, können Cannabinoide auch völlig unabhängig von Rezeptoren arbeiten. Cannabinoide sind Lipide, das heißt, sie sind fettlöslich. Da auch die Außenseite der Zellen – die Membran – in erster Linie aus Fettsäuren besteht, können die Cannabinoide Rezeptoren umgehen, die Lipiddoppelschicht durchdringen und so in die Zelle gelangen. Bis zu einem gewissen Grad ist sogar die Antitumorwirkung von Cannabinoiden rezeptorunabhängig. Dazu ist die Bildung von Lipidflößen – stabileren Stellen der Membran – wichtig, wobei Ceramid, ein spezifisches Fett, dafür entscheidend zu sein scheint.

Neuroprotektive Eigenschaften von Cannabinoiden (CBD und THC) sind rezeptorunabhängig, wie eine Studie bereits 1998 zeigte. Im Jahr 2000 fand man heraus, dass Δ9 (THC), Δ8-THC und Cannabidiol (CBD) als Antioxidantien wirken und die Zellen vor dem Absterben bereits in sehr niedrigen Konzentrationen (submikromolar) schützen, ohne sich an die Rezeptoren zu binden. CBD verhindert auch rezeptorunabhängig, dass Zellen des Gehirntumors (Gliomzellen) in neues Gewebe wandern, also metastasieren. Seine hirnschützenden Eigenschaften gelten auch für den Fall eines Schocks oder einer Verletzung, eben weil sie rezeptorunabhängig sind.

Besondere Moleküle

Endocannabinoide werden als kurzfristige Signale bezeichnet, weil sie nur dann synthetisiert werden, wenn der Körper sie braucht. Danach werden sie schnell durch Enzyme abgebaut. So gesehen sind die Endocannabinoide anders als andere Signalmoleküle, wie beispielsweise Hormone, die viel länger im Körper bleiben. Sie werden auch sehr lokal produziert: Wird der Fußknöchel verletzt, werden sie genau an dieser Stelle produziert. Und sie senden retrograde Signale. Das heißt, das Signal wird zurück in die Nervenzellen gesendet, um damit das Nervensystem zu regulieren.

Endocannabinoide werden von Natur aus in unserem Körper produziert. Omega-3-Fettsäuren dienen als Vorläuferstoffe (Präkursor) oder Bausteine für die Bildung von Endocannabinoiden. Die bekanntesten und am besten erforschten sind folgende:

- **AEA – Anandamid** *(N-arachidonoylethanolamine)*: Der Name kommt aus dem Sanskrit »Ananda« und bedeutet Freude oder reines Glück. Es hat im Körper unterschiedliche Wirkungen und ist in der Funktion dem pflanzlichen THC ähnlich. Es bindet an CB1- und auch CB2-Rezeptoren, wird im Körper »on demand« produziert und ist auch in der Muttermilch nachweisbar.

- **2-AG** *(2-Aeachidonoylglycerin)* wird in höheren Konzentrationen im zentralen Nervensystem produziert und findet sich auch in der Muttermilch. Es bindet sowohl an die CB1- wie auch an die CB2-Rezeptoren.

Es gibt noch viele andere Endocannabinoide, allerdings ist ihre Funktion bisher noch nicht restlos erforscht.

Das Endocannabinoid-System (ECS)

Das endogene Cannabinoid-System, kurz: Endocannabinoid-System, ist Teil der menschlichen Anatomie. Der Begriff »endogen« beschreibt Prozesse, die im Körper stattfinden und nicht auf äußere Einflüsse zurückgehen. Zentrale Bestandteile sind die Cannabinoid-Rezeptoren CB1 und CB2 sowie körpereigene Cannabinoide bzw. Endocannabinoide, die an die Rezeptoren binden und diese aktivieren. Des Weiteren sind die Enzyme wichtig, die für die Produktion und den Abbau von Endocannabinoiden sorgen. Wird Cannabis konsumiert, bindet der Wirkstoff THC ebenfalls an Cannabinoid-Rezeptoren und entfaltet so seine Wirkung. Unser Endocannabinoid-System ist gewissermaßen mit unserem Hormon-System oder unserem Neurotransmitter-System vergleichbar, nur kann es viel mehr. Es ist Teil eines interzellulären Kommunikationssystems, das seit der Evolution der Pflanzen auf der Erde weitergegeben wurde. Manche Wissenschaftler haben postuliert, dass durch die Entwicklung dieses Systems und dieser Rezeptoren die Voraussetzung zur Bildung von Gewebetieren überhaupt erst möglich werden konnte.

Das Endocannabinoid-System mit Cannabinoid-Rezeptoren und Cannabinoiden zwischen Immunzelle und Neuron

Immunzelle — Neuron — CB2-Rezeptoren — Cannabinoid — CB1-Rezeptor

Die Liste der physiologischen Prozesse, die das ECS beeinflusst, ist sehr lang, hier sind einige Beispiele:

- Stimmung
- Appetit
- Stoffwechsel
- Neuronale Funktion und Schutz
- Kardiovaskuläre Funktionen
- Fruchtbarkeit
- Immunfunktion
- Tumorgenese
- Gedächtnis
- Schlaf
- Schmerzmodulation
- Hormonproduktkon

Als begonnen wurde, das ECS in verschiedenen Systemen und Zelltypen zu untersuchen, konnte festgestellt werden, dass es Auswirkungen auf die überwiegende Mehrheit der Zell-, Gewebe- und Organfunktionen hat. Die Beschreibung, was genau das ECS macht, war keine leichte Aufgabe, da es Einfluss auf die vitalsten und wichtigsten Prozesse in unseren Zellen zu haben schien. Als Ergebnis seiner langen Arbeit fasste Raphael Mechoulam, der Vater der Erforschung der Endocannabinoide, Rolle und Funktion dieses Systems in fünf Worten zusammen: essen, schlafen, entspannen, vergessen und schützen.

Eine weitere Möglichkeit der Erklärung ist der Vergleich des ECS mit dem Immunsystem. Wir alle wissen, dass wir ein komplexes Immunsystem haben, das uns vor pathologischen Bakterien, Viren und Parasiten schützen soll. Im Vergleich ist das ECS dazu da, um uns vor allen erdenklichen Schäden zu schützen, von Toxinen über Verletzungen, emotionale Schmerzen, Entzündungen bis hin zu allem, was unseren Körper aus dem Gleichgewicht bringt. Die fünf Bereiche unseres Lebens sind nur jene, wo wir am deutlichsten bemerken, wie das ECS seine Funktion erfüllt. Hier können wir auch am besten sehen, ob unser ECS noch in Form ist und das tut, was es sollte, oder ob es überfordert wird.

In der modernen Gesellschaft mit all ihren Anforderungen schaltet sich unser ECS viele Male am Tag ein. Und wenn dies über einen längeren Zeitraum geschieht, kann das zu einer Funktionsstörung im ECS führen. Dies kann entweder so geschehen, dass Endocannabinoide produziert werden, wenn wir sie nicht brauchen, oder sie werden nicht produziert, wenn wir sie brauchen. Diese Funktionsstörung führt in der Regel zu einem sogenannten Endocannabinoid-Mangel, also einem insgesamt niedrigeren Niveau an Endocannabinoiden. Eine solche Störung ist die Grundlage der Entwicklung vieler Krankheiten. Stellen Sie sich einfach vor, dass ein schlecht funktionierendes ECS so ist, als wäre die erste Verteidigungslinie in unserem Körper ausgeschaltet. Heute wissen wir, dass dies einer der ersten Schritte bei der Entwicklung einer chronischen Erkrankung ist, der erste Dominostein, der fällt. Und wenn das ECS nicht funktioniert, kann der Einsatz von exogenen Cannabinoiden, insbesondere von Phytocannabinoiden, sehr nützlich sein.

Endocannabinoidom

Sehr oft, wenn ein Thema kompliziert wird und Wissenschaftler keinen einfachen Weg finden können, um es zu erklären, hängen sie ein »om« ans Ende der Bezeichnung. So geschah es, als Forscher die freundlichen Bakterien in unserem Körper untersuchten und herausfanden, dass die Interaktion zwischen den Bakterien und dem menschlichen Körper so komplex ist, dass sie schwer zu erklären ist, und nannten sie deshalb das »MikrobiOM«. Ähnlich sieht es bei den Cannabinoiden aus. Wir kennen viele von ihnen, auch viele Rezeptoren und Enzyme, die innerhalb des ECS wichtig sind, aber die Komplexität des Systems wird am besten mit dem neu eingeführten Begriff »Endocannabinoidom« erfasst. Denn das Endocannabinoid-System hat sich sehr schnell zu einer Schießscheibe entwickelt, auf die sich Wissenschaftler, Ärzte, Patienten und Forscher gleichermaßen eingeschossen haben.

Wenn Ihr ECS gut in Form ist

Wenn Sie wissen wollen, ob Ihr ECS noch gute in Form ist, schauen Sie sich die fünf Bereiche an, die das ECS am meisten beeinflusst (essen, schlafen, entspannen, vergessen und schützen).
Stellen Sie sich folgende Fragen:
- Ist mein Appetit ausgeglichen?
- Schlafe ich gut, wache ich ausgeruht und energetisiert auf?
- Habe ich genügend Kraft in den Muskeln für meine täglichen Aktivitäten? Entspannen sich die Muskeln am Abend gut?
- Erinnere ich mich an die Informationen, die ich benötige und kann ich all die täglichen unwichtigen Informationen vergessen?
- Funktioniert mein Immunsystem gut? Bekomme ich nur selten saisonale Infektionen?

Wenn Sie alle diese Fragen mit einem Ja beantwortet haben, dann funktioniert Ihr ECS höchstwahrscheinlich gut und schützt Ihre Biochemie. Wenn Sie einige Fragen mit Nein beantwortet haben, dann ist es an der Zeit, darüber nachzudenken, das ECS zu unterstützen. (Mehr dazu im Abschnitt über Prävention.)

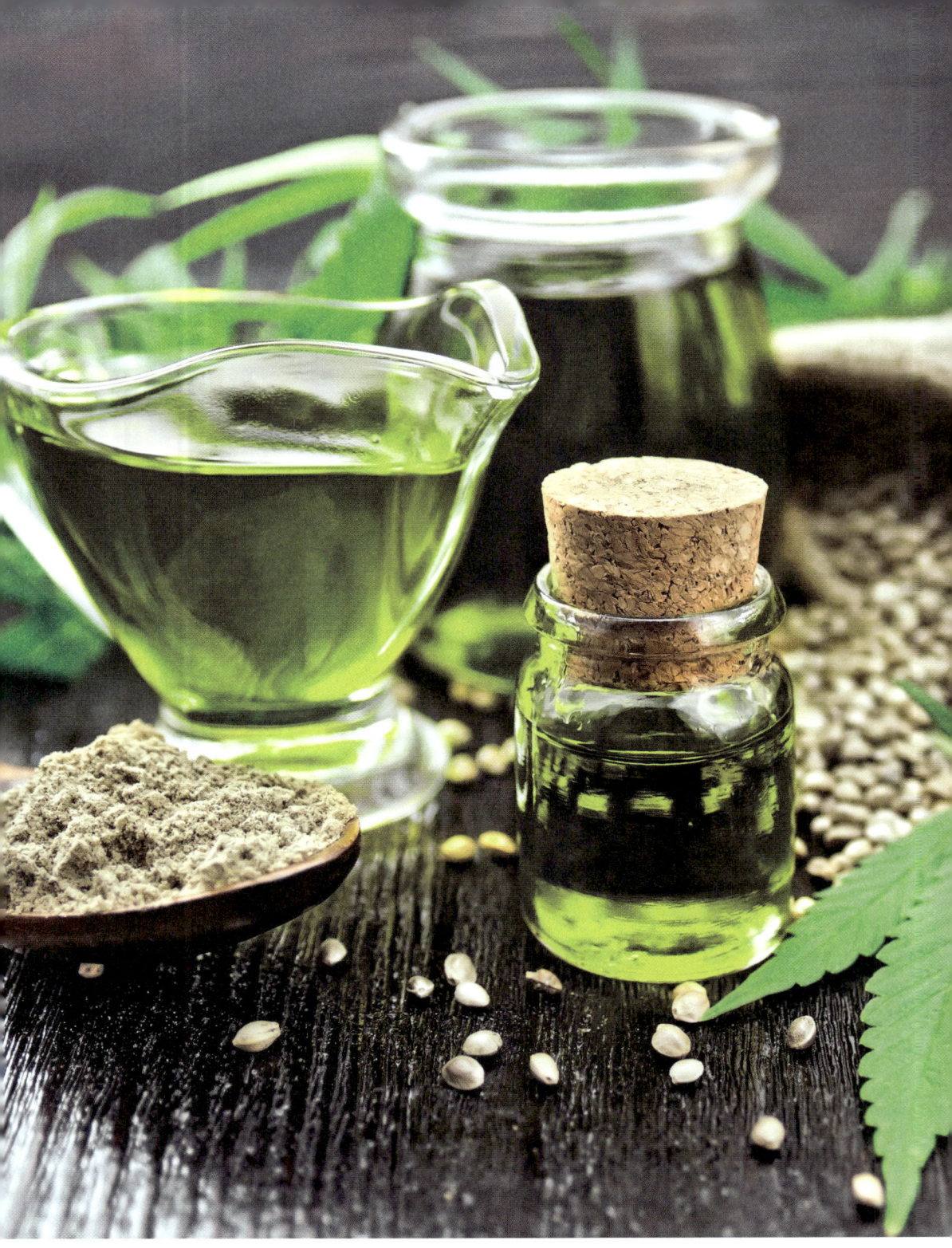

3.

Was Sie schon immer über Hanf wissen wollten …

… sich aber nie zu fragen trauten. Die Pflanze *Cannabis sativa* L. hat nicht nur viele Namen, sondern noch mehr Funktionen: Ein Faktencheck.

So viele Namen und nur eine Pflanze

Coautor: Jason Wilson M.Sc. Biologe und Ökologe

Der lateinische Name von Hanf ist *Cannabis sativa* L., botanische Gattung *Cannabis*, Familie der Hanfgewächse (*Cannabaceae*), Ordnung Rosenartige (*Rosales*). Man geht davon aus, dass die Pflanze aus den feuchten Gebieten Asiens stammt, obwohl neuere Untersuchungen zeigen, dass sie auch aus osteuropäischen Gebieten nach Asien gekommen sein könnte. Die Menschen entdeckten Hanf sehr früh, kultivierten ihn und begannen, ihn für eine Vielzahl von Verwendungsmöglichkeiten zu züchten.

Aufgrund der historisch langen Kultivierung der Hanfpflanze haben sich viele Unterarten entwickelt, oft »Sorten« genannt, und sehr poetische Namen tragen wie *Banana Kush, Blue Dream, Gooberry, Hell's OG, Jack the Ripper* oder *ACDC*.

Botanische Klassifizierung von Hanf

Da Hanf im Lauf der Geschichte so oft gekreuzt wurde – entweder gezielt in Kulturen oder als natürlicher Hybrid – ist die taxonomische Klassifizierung sehr schwierig und bis heute Thema wissenschaftlicher Auseinandersetzungen. Die erste Klassifizierung beschreibt der Baseler Arzt Caspar Bauhin (1560–1624), in seinem *Pinax Theatri Botanici* (1623, Nachdruck 1671), aber Mitte des 18. Jahrhunderts gibt Carl von Linné (1707–1778) in seiner *Species Plantarum*, der Spezies *Cannabis sativa* L. ihren bis heute gültigen Namen. 1785 schlägt Lamarck zwei Spezies vor: *Cannabis sativa*, eine überwiegend im Westen vorkommende, und *Cannabis indica*, eine wilde Spezies, die in Indien und dessen Nachbarländern wächst.

Diese Einteilung wurde schnell abgelehnt und der englische Botaniker John Lindley (1799–1865) bestätigte erneut Linnés Theorie, wonach es nur eine einzige Spezies gibt. Erst 1924 wurde eine neue Sorte, *Cannabis ruderalis*, eingeführt. Schultes und Kollegen schlugen 1974 eine eigene Spezies *Cannabis indica* vor. Diese Forschung lieferte uns das beliebte Klassifikationsmodell von sativa, indica und ruderalis.

Eine neue Sichtweise auf dieses Thema wurde durch die Molekularbiologie ermöglicht. Es wurde bestätigt, dass es in der Vielzahl der heutigen »Sorten« und Hybriden unmöglich und wissenschaftlich unbegründet ist, den Unterschied zwischen sativa, indica und ruderalis nachzuweisen, und dass es tatsächlich nur eine einzige botanische Spezies gibt, nämlich *Cannabis sativa* L. Innerhalb dieser Spezies unterscheiden sich die Pflanzen durch Form, Wuchsgewohnheit und Wirkstoffmenge, und deshalb

> Der Begriff »medizinischer Hanf« wird unterschiedlich interpretiert – vor allem im Zusammenhang mit hohem THC- oder CBD-Gehalt.

sprechen wir über »Chemovare« oder chemische Variationen, die aber untereinander gekreuzt werden können.

Die Bezeichnungen »Industriehanf«, »Faserhanf« oder »Medizinhanf« sorgen weiter für unnötige Verwirrung, da sie sich auf den Verwendungszweck der Pflanze konzentrieren und nicht auf botanische Unterschiede oder auf die Unterschiede von Verhältnis und Menge der Wirkstoffe. So wird der Begriff »medizinischer Hanf« (oder medizinisches Cannabis) in verschiedenen Ländern unterschiedlich interpretiert und bezieht sich hier auf den hohen THC-, dort auf den hohen CBD-Gehalt, woanders auf ein standardisiertes Produkt. Auch für den »Industriehanf« gibt es unterschiedliche Auslegungen, vor allem im Zusammenhang mit dem niedrigen, prozentuell sehr unterschiedlichen THC-Gehalt.

Auch der tschechische Chemiker und Cannabisforscher Lumír Ondřej Hanuš und der israelische Biologe David Meiri sind sich einig: Es gibt nur eine botanische Spezies *Cannabis sativa* L., die sich im Gehalt der Wirkstoffe (Chemovare) und nach dem Verwendungszweck unterscheiden lässt. Der Verwendungszweck der Pflanze könnte auch als ethnobotanische Funktion – also wie der Mensch sie nutzt – beschrieben werden.

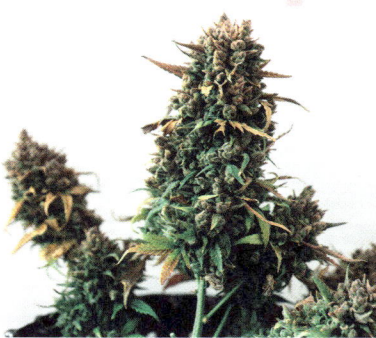

Erntereifer Cannabis mit späten Blüten

Aufgrund der außergewöhnlichen Anwendungsmöglichkeiten von Hanf ist es an der Zeit, eine offene Diskussion über diese Pflanze und ihre Inhaltsstoffe zu beginnen und sich über die Begriffe zu einigen, die wir für sie verwenden. Schon in der einzigen Suchtgiftkonvention der Vereinten Nationen, dem *Single Convention on Narcotic Drugs*, aus dem Jahr 1961 wurde der Begriff »Cannabis« konsequent für blühende oder fruchtende Spitzen, »Cannabispflanze« jedoch für jede Pflanze der Gattung Cannabis verwendet. Viele Länder haben diese Begriffe falsch interpretiert und die Pflanze selbst, einschließlich der nicht berauschenden Sorten, in die Liste unter jenen Substanzen aufgenommen, die keinerlei therapeutischen Wert haben. Was weiter zur Stigmatisierung führte.

Aussehen und Kultivierung der Pflanze

Hanfpflanzen sind einjährige Pflanzen, das bedeutet, dass sie ihren Lebenszyklus in einem Jahr abschließen. Die Pflanzen können unter optimalen Anbaubedingungen bis zu vier Meter hoch und bis zu 1,5 Meter im Durchmesser werden – alles innerhalb einer Vegetationsperiode. Sie produzieren charakteristische palmenförmige Blätter, können aber in vielen Formen und Größen erscheinen, von hohen Pflanzen mit weit auseinander liegenden Zweigen, die an Bäume erinnern, bis hin zu dichten Pflanzen mit kurzen Zweigen, die wie Büsche aussehen.

Hanf ist eine zweihäusige Pflanze, es gibt also männliche und weibliche Pflanzen, die die Tendenz haben, ihre Fortpflanzungsorgane unter Stress stärker auszuprägen – was der Pflanze einen höheren Reproduktionserfolg gewährt.

Die Pflanze produziert an jedem Astknoten sowie an ihrer Spitze Blüten, was als **axilläre** bzw. **apikale** oder **terminale Blüten** bezeichnet wird. Männliche Hanfpflanzen sehen anders aus als weibliche und zeichnen sich durch weit auseinander liegende Äste und kleine Blüten aus, die kleine gelbliche Staubbeutel mit Pollen produzieren. Der Pollen wird vom Wind oder von Insekten zu weiblichen Hanfpflanzen gebracht.

Weibliche Hanfpflanzen produzieren dichte Blüten, die oft als »buds« bezeichnet werden. Sie sind unregelmäßig und ähneln den weiblichen Blüten der Hopfenpflanze. Jede weibliche Hanfblüte produziert ein Set von zwei vorstehenden »Haaren«, die helfen, Pollen zu sammeln und an den Eierstock zu liefern.

Historische Aquarellzeichnung aus »Köhler's Medizinal-Pflanzen in naturgetreuen Abbildungen mit kurz erläuterndem Texte«, 1887

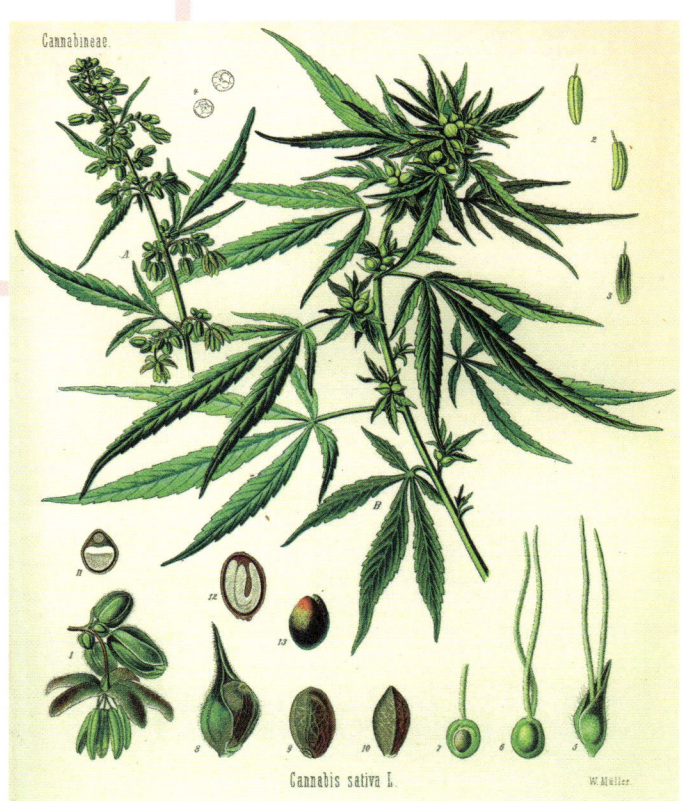

Die Produktion von Hanfblüten wird weitgehend durch Lichteinwirkung ausgelöst. Wenn sie 16 Stunden oder mehr Licht ausgesetzt ist, neigt die Pflanze dazu, in einem vegetativen Zustand zu bleiben, mehr Blätter zu produzieren und ihre Zweige zu erweitern. Wenn sie weniger Licht ausgesetzt sind, wie im Herbst, beginnen die Pflanzen Blüten zu bilden und bereiten sich auf die Produktion von Samen vor, bevor sie im Winter absterben. Im Hanfanbau werden diese Eigenschaften derart genutzt, dass Hanf in Glashäusern gezogen wird, wo die Lichtmenge kontrolliert werden kann. Auf diese Weise können Pflanzen länger im vegetativen Zyklus gehalten werden, bevor sie zu blühen beginnen. Im Übrigen werden professionell nur weibliche Pflanzen angebaut, sodass sie viel mehr Harz produzieren, um Pollen zu fangen, der aber im Glashaus ausbleibt.

> Die primären Wirkstoffe des Hanfs befinden sich in **Harzen**, welche die Pflanze auf und um die weiblichen Blüten produziert.

Wenn der Pollen der männlichen Pflanze die weibliche Blüte erreicht, wird er von den Haaren und dem klebrigen Harz gefangen. Nach dem Erhalt von Pollen reift die weibliche Hanfblüte und beginnt mit der Entwicklung von Samen. Sobald ein Eierstock bestäubt und befruchtet ist, entstehen Samen. Im Inneren des Hanfsamens werden eine Reihe von Keimblättern und Nährstoffen gespeichert, das Endosperm. Obwohl sich Hanfpflanzen in der Natur mit Samen vermehren, werden heutzutage meistens Stecklinge gepflanzt. Typischerweise schneidet ein Anbauer einen Teil eines Zweiges von einer Mutterpflanze ab, aus dem eine völlig neue, genetisch fast identische Pflanze entsteht.

Die aktiven Inhaltsstoffe

Die primären Wirkstoffe des Hanfs befinden sich typischerweise in Harzen, welche die Pflanze auf und um die weiblichen Blüten produziert. Viele Forscher haben sich gefragt, welchen evolutionären Vorteil dieses Harz für die Pflanze haben mag, und dazu gibt es viele verschiedene Theorien. Diese Harze können den entwickelten Samen vor UV-Bestrahlung schützen, welche die DNA schädigt. Sie können der Pflanze auch helfen, Feuchtigkeit zu speichern und Schädlinge abzuwehren. Eine andere Theorie geht davon aus, dass die Harze helfen, Pollen einzufangen, ebenso wie Insekten, an denen Pollen haften bleiben könnten. Es ist wahrscheinlich, dass Harze eine komplexe Kombination von Überlebensfunktionen für die Pflanze bieten. Harze werden von kleinen Strukturen auf der Pflanze, den Trichomen, produziert. Das Wort stammt aus dem griechischen »trikoma« für Haare. Tatsächlich ähneln Trichome oft kleinen Haaren. Hanf-Trichome können in verschiedenen Formen auftreten.

Die Hauptbestandteile des Harzes sind chemische Substanzen, die Cannabinoide. Die dominantesten sind THCA, CBDA und CBGA, wobei bisher 144 Cannabinoide identifiziert werden konnten. Das »A« bezieht sich auf die Tatsache, dass diese Stoffe zunächst als Cannabinoid-Säuren in der Pflanze produziert werden. Beim Erwärmen werden diese Säuren decarboxyliert, und so entstehen die häufigeren Formen THC, CBD und CBG.

Das bekannteste Cannabinoid ist das primäre THC, das bei einigen Sorten der Pflanze für Euphorie oder Intoxikation sorgt. THC war eines der ersten Cannabinoide, das jemals untersucht wurde, weil die Forscher verstehen wollten, wie die Hanfpflanze ihre psychedelische Wirkung hervorruft. Man konnte nachweisen, dass THC, wie auch viele andere Cannabinoide, ein erhebliches Potenzial als Therapeutika in der Medizin hat. Es ist zu beachten, dass die saure Form von THC, das THCA, keinen bewusstseinsverändernden Effekt hat. Erst durch Alterung, Trocknung, Erwärmung oder Rauchen wird THCA zu THC und wirkt berauschend.

Heutzutage gewinnt CBD beträchtliche Aufmerksamkeit, da festgestellt wurde, dass es ein erhebliches therapeutisches Potenzial besitzt und gleichzeitig nicht die berauschenden Effekte von THC liefert. Dasselbe gilt für CBG. Im Allgemeinen sind Hanfpflanzen entweder THC-dominant, CBD-dominant oder in einem bestimmten Verhältnis dazwischen. Es gibt jedoch einige Hanfsorten, die aufgrund einer genetischen Mutation wenig bis gar kein THC oder CBD produzieren, stattdessen aber reichlich CBG.

Neben Cannabinoiden machen Terpenoide (oder Terpene) einen bedeutenden Anteil der Hanfharze aus. Es wurden über 200 Terpene im Hanf identifiziert, die für einen Großteil der Aromen verantwortlich sind und je nach Hanfsorte sehr unterschiedlich sein können. Terpene sind Hauptbestandteile vieler ätherischer Öle von Pflanzen und werden seit Jahrtausenden als Arzneimittel, Lebensmittel und Industrieprodukt verwendet. So nutzt die Aromatherapie fast ausschließlich Terpene, doch gibt es einige, die als Pestizide wirksam sind. Auch besteht der Gummi, aus dem Autoreifen hergestellt werden, teils aus Terpenen. In der Medizin macht man sich gern die Eigenschaft der Terpene zunutze, um an lokalen Stellen am Körper die Haut durchlässiger zu machen. Damit wird die Wirksamkeit von Medikamenten erhöht. Zusätzlich können Terpene auch starke antioxidative Wirkung haben.

> Neben Cannabinoiden machen **Terpene** einen bedeutenden Anteil der Hanfharze aus.

Der Entourage-Effekt

Insgesamt wurden bisher 1064 chemische Substanzen in Hanf identifiziert, von denen über 300 Cannabinoide und Terpenoide sind. Neben Cannabinoiden und Terpenoiden enthält Hanf eine Vielzahl anderer Substanzen wie Flavonoide, Aminosäuren, Proteine, Vitamine, Minerale und mehr. Die Forschung hat inzwischen gezeigt, dass viele dieser Substanzen einzigartige Effekte auf den menschlichen Körper haben. Am interessantesten dabei ist, dass sich deren Wirkung ändert, je nachdem, mit welchen anderen Substanzen sie gemischt werden, was oft als »Entourage-Effekt« bezeichnet wird. Der Begriff bezieht sich auf die Tatsache, dass eine Mischung von Substanzen eine Wirkung besitzt, die mehr ist als die Summe aller Komponentenwirkungen.

Forscher haben diesen Entourage-Effekt gut erforscht und immer wieder festgestellt, dass er unerwartete positive Wirkungen haben kann, insbesondere im klinischen Zusammenhang. So haben sie herausgefunden, dass Patienten eher positiv auf Pflanzenprodukte mit THC und CBD gemeinsam reagieren, als wenn sie nur die beiden Wirkstoffe getrennt verabreicht bekommen. Klinische Untersuchungen haben ergeben, dass Ganzpflanzenextrakte, die eine Vielzahl von Cannabinoiden und Terpenen enthalten, zu einer höheren Wirksamkeit bei niedrigeren Dosen mit weniger Nebenwirkungen führen als isolierte Cannabinoide.

Die molekularen Strukturen der wichtigsten Inhaltsstoffe des Hanfs

Der Saubermann für den Boden

Wir wissen, dass Hanf ein sehr breites Anwendungsspektrum hat. Weniger bekannt ist die Tatsache, dass die Pflanze – wie manch andere Pflanzen auch – Schadstoffe aus dem Boden entziehen und ihn über die sogenannte Bioremediation reinigen kann. Da unsere Umwelt immer mehr belastet wird, gewinnt dieser nachhaltige natürliche Weg zur Reinigung unserer Böden immer mehr an Bedeutung. Hanf kann eine Vielzahl von Schwermetallen aufnehmen und akkumulieren, darunter Nickel, Blei, Cadmium, Zink, Kupfer und Chrom. Dabei werden die Schadstoffe von der ganzen Pflanze aufgenommen, einschließlich der Wurzeln, Samen, Blätter, Stängel und Blüten. So nimmt Hanf etwa 120 Gramm Cadmium pro Hektar über einen Zeitraum von drei bis vier Monaten auf. Diese Menge kann noch weiter erhöht werden, wenn dem Boden Entgiftungsmittel zugesetzt werden, was Hanf zu einem erstaunlichen Schwermetallentferner macht. Dieses System hat sich auch auf Deponien, bei der Behandlung von schadstoffbelastetem Sickerwasser sowie bei mit Pestiziden und anderen anorganischen Schadstoffen kontaminierten Böden bewährt.

Da Hanf Schadstoffe, Metalle, Pestizide und andere Chemikalien tolerieren kann, spielt auch das Anbaubebiet des Hanfes eine nicht zu unterschätzende Rolle. Detaillierte chemische und mikrobiologische Analysen sind notwendig, um den Gehalt von Schadstoffen und anderen Verunreinigungen in den Anbauregionen auszuschließen, insbesondere wenn die Pflanzen für medizinische Zwecke eingesetzt werden sollen. Der Vorteil der Wirkung von Cannabinoiden kann zunichte sein, wenn Letztere von Schwermetallen, Pestiziden, Schimmelpilzen und anderen Giftstoffen begleitet werden.

Qualitätskontrolle

Die Qualitätskontrolle von Hanfprodukten beginnt bereits bei der Pflanzung. Die Hanfbauern müssen sicherstellen, dass die Pflanzen zum Zeitpunkt der Ernte frei von Schadstoffen sind. Das bedeutet, dass die Anbaustätte frei von Verunreinigungen wie Pestiziden oder Schwermetallen sein muss, und der Landwirt muss sehr umsichtig mit Dünge- und Pflanzenschutzmitteln umgehen. Viele Pestizide sind öllöslich und vermischen sich mit den Harzen der Pflanze, einige können sich im Lauf der Zeit in Pflanzen konzentrieren, während andere sehr schnell abgebaut werden.

Klar, dass es besonderer Kenntnis über Anbau, Zucht und Ernte von Hanf bedarf.

Nach der Ernte wird die mikrobiologische Kontamination zu einem Problem. Die Pflanze muss sorgfältig behandelt werden, sodass sie nicht potenziell gefährlichen Bakterien oder Schimmelpilzen wie Kolibakterien *(E.col.bac.)*, Salmonellen oder Aspergillus ausgesetzt ist. Das bedeutet, dass die Erntehelfer höchste hygienische Vorschriften einhalten und zumindest Handschuhe tragen müssen, um eine Kontamination des Pflanzenmaterials zu vermeiden.

Der Wassergehalt in Hanf ist eine weitere Sache, die das Wachstum von mikrobiologischen Kontaminanten beeinflussen kann. Pflanzen müssen gut getrocknet werden, damit sehr wenig Wasser zur Verfügung steht für Bakterien oder Schimmelpilze. Wenn Schimmelpilze Probleme darstellen, muss die Pflanze auch auf Mykotoxine getestet werden, die chemischen Nebenprodukte bestimmter Schimmelpilze.

> Da Hanf **Schadstoffe**, Metalle, Pestizide und andere Chemikalien aufnehmen kann, ist auf die **Herkunft** Ihres Hanf-Produkts besonders zu achten.

Wenn der Hanf weiterverarbeitet wird, sind zusätzliche Tests erforderlich. Wenn die Harze aus der Hanfpflanze extrahiert und veredelt werden, kann es zu Konzentrationen bestimmter Verunreinigungen wie Pestiziden kommen. Manchmal kann es geringe Mengen an Pestiziden im ursprünglichen Pflanzenmaterial geben, die sonst nicht nachweisbar und vielleicht harmlos gewesen wären, aber wenn man einen Extrakt herstellt, können sie nachweisbar und schädlich für den Menschen werden.

Manchmal werden gefährliche Lösungsmittel verwendet wie Hexan, Aceton oder Pentan, daher ist es wichtig, Hanfextrakte auch auf Restlösungsmittel zu testen.

Hersteller von Hanf-Lebensmitteln oder topikalen, für die Haut bestimmten Produkten sollten nach den aktuellen GMP *(Good Manufacturing Practices)* arbeiten. Diese beinhalten viele Maßnahmen wie die Überwachung der Sauberkeit der Produktionsumgebung, die Validierung von Geräten und Utensilien und vieles mehr. Nach der Herstellung sollten fertige Hanfprodukte mindestens auf den THC- und CBD-Gehalt und mikrobiologische Kontamination getestet werden.

Schließlich sollten die Produkte auch sogenannten Potenztests unterzogen werden. Egal, ob bei Hanfblüten, Extrakten, Nahrung oder Creme: Nur so ist eine konkrete Dosierung möglich und durchführbar.

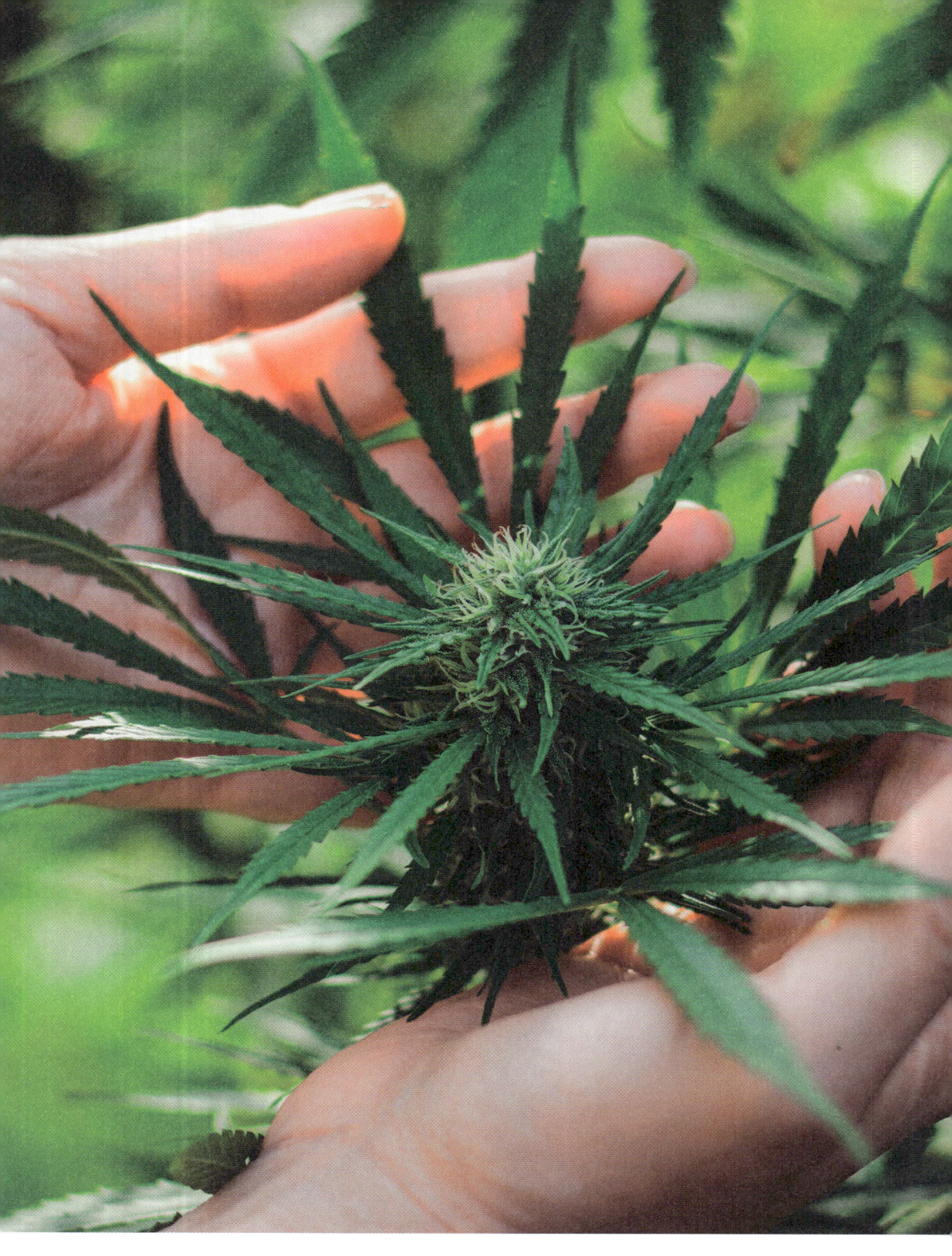

4.

Mildernde Umstände

Hanf ist zwar kein Allheilmittel, tatsächlich aber ein gut untersuchter Stoff mit bioaktiven Molekülen. Die Pflanze hat **enormes Potenzial**, und bei einer Vielzahl von Erkrankungen ist die Hanf-Medizin eine wirksame Helferin.

Hanf und Stress

Nach heutigem Verständnis sind die Cannabinoide SOS-Moleküle, die aktiviert werden, wenn unser Körper aus irgendeinem Grund aus dem Gleichgewicht gerät. So wird das Endocannabinoid-System (ECS) aktiviert, wenn wir beispielsweise eine körperliche Verletzung erleiden, wenn wir auf pathologische Mikroben stoßen, emotionale Schmerzen verspüren oder unter Stress stehen. Wir verstehen nun, dass das ECS als allgemeiner Schutzmechanismus dient – beginnend auf zellulärer Ebene über die Gewebe, die Organe, den Körper bis hin zu unseren Emotionen.

Die Epidemie des 21. Jahrhunderts

Das Leben in der heutigen Gesellschaft stellt uns vor viele Herausforderungen, was zu einer Erschöpfung des ECS und anderer Systeme führen kann. Werfen wir nun einen Blick auf einen ganz normalen Tagesablauf: Aufstehen, uns selbst und die Kinder für den Tag rüsten, alles unter Zeitdruck, rein ins Verkehrschaos, verantwortungsvolle und stressige Jobs, herausfordernde Beziehungen, toxische Umwelt, dazu noch kontaminierte Lebensmittel, Wasser und Luft. Es ist offensichtlich, dass unser ECS an einem einzigen Tag vor mehr Herausforderungen steht als vor 100 Jahren in einem Monat oder länger. Wenn unser ECS über einen längeren Zeitraum ständig herausgefordert wird, kann das zu einer Dysfunktion des lebenswichtigen SOS-Mechanismus führen. Das sieht dann so aus, dass entweder keine Endocannabinoide produziert werden, wenn wir sie brauchen, oder aber sie werden produziert, obwohl wir sie nicht brauchen. Dies ist in der Regel einer der ersten Schritte zur Entwicklung einer chronischen Erkrankung, der erste fallende Dominostein in einer komplexen Struktur, der zu Symptomen und zur Entwicklung von Krankheiten führt. Alle Reize, die unser zelluläres Gleichgewicht herausfordern, werden von unserem Körper als Stressoren wahrgenommen, egal ob es sich um Toxine, Krankheitserreger, Arbeitsstress, Lichtkontamination, Elektrosmog oder emotionale Herausforderungen handelt. Die Mehrheit der Experten ist sich einig, dass viele, wenn nicht alle chronischen Erkrankungen ein Stresselement in ihrer Entwicklung tragen. Damit gilt Stress als *die* Epidemie des 21. Jahrhunderts.

> Alle Reize, die unser **zelluläres Gleichgewicht** herausfordern, werden von unserem Körper als Stressoren wahrgenommen.

Wie Stress entsteht

Die Antwort unseres Körpers auf Stress ist eine durch die Evolution geformte, schnelle Anpassungsmöglichkeit an Gefahrensituationen, um das Überleben zu sichern. Unser Organismus stellt Energie bereit, um auf die jeweilige Situation angemessen zu reagieren,

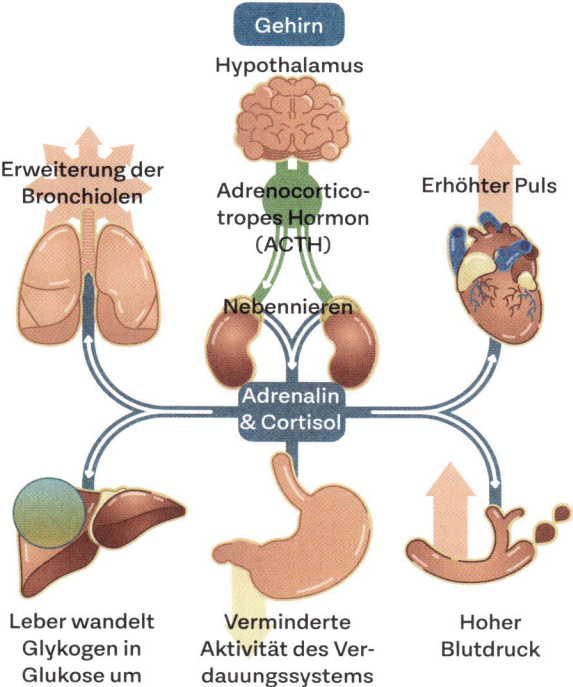

Schematische Darstellung der Stressantwort

also entweder mit Kampf oder Flucht. Nun können die Aufmerksamkeit auf die Gefahrensituation fokussiert und andere energieverbrauchende Körperprozesse unterdrückt werden, da sie in der akuten Situation unnötig oder behindernd sind. Die Stressantwort dient also auch als SOS-Schutzmechanismus und ist in vielen Aspekten ähnlich dem ECS.

Wenn unser Gehirn eine Situation als stressig empfindet, vermittelt der Hypothalamus diesen Stress an unsere Hypophyse, die dann Hormone an die Nebennieren abgibt, die wiederum ihrerseits mehr Hormone freisetzen, um mit anderen Zellen und Organen im Körper zu kommunizieren. Diese Kampf- oder Fluchtreaktion aktiviert das sympathische, hemmt das parasympathische Nervensystem und mobilisiert die notwendige Energie, um diese Stressoren zu überwinden. Man nennt diese Aktion die Hypothalamus-Hypophyse-Nebennierenrinden-Achse (HPA-Achse). Bei wahrgenommenem Stress produziert die Nebenniere unter anderem Cortisol, das bekannte Stresshormon. Die erhöhte Produktion von Cortisol führt zu einer erhöhten Verfügbarkeit von Glukose, da es sich um ein Energiemobilisationshormon handelt, um Kampf oder Flucht überhaupt erst möglich zu machen. Aber Cortisol unterdrückt auch die anspruchsvolleren Stoffwechselprozesse, beispielsweise jene des Immunsystems, was zu einer weiteren Verfügbarkeit von Glukose führt.

Wenn wir mit Stress nicht klarkommen

Unsere Physiologie ist nicht an jene langanhaltenden Stresssituationen angepasst, mit denen wir in unserer modernen Gesellschaft oft konfrontiert sind. Unser Körper reagiert mit einer Flucht-Kampf-Reaktion auf Alltagssituationen wie Stau, Arbeitsbelastung, Zeitdruck, soziale Anforderungen und vieles mehr. Für unsere Physiologie bedeutet das, dass Stressoren immer vorhanden sind, wir uns ständig angegriffen fühlen und unsere Flucht-Kampf-Reaktion auf Dauerbetrieb bleibt. Diese kontinuierliche oder wiederholte Belastung durch Stress verändert die Hypothalamus-Hypophyse-Nebennierenrinden-Achse (HPA-Achse). Das kann zu chronischem Fatigue-Syndrom, Schlaflosigkeit und Burnout führen.

In einem gesunden Körper ist das Stressreaktionssystem selbstlimitierend. Sobald eine wahrgenommene Bedrohung vorüber ist, normalisiert sich der Hormonspiegel. Wenn der Cortisolspiegel und jener anderer Hormone sinken, kehren Herzfrequenz und Blutdruck zu den Ausgangswerten zurück, und andere Systeme nehmen ihre normalen Aktivitäten wieder auf. Aber eine langfristige Aktivierung des Stressreaktionssystems und die damit verbundene Überbeanspruchung durch Cortisol und andere Stresshormone können viele Prozesse im Körper stören. Dies erhöht das Risiko zahlreicher Gesundheitsprobleme, darunter Funktionsstörungen der Nebenniere, Deregulierung der HPA-Achse und des ECS.

Wir können anhand verschiedener Anzeichen feststellen, dass unsere Nebennieren den Anforderungen unseres Lebensstils nicht gewachsen sind. Sie können sich als Schwäche nach einer Infektion zeigen bis hin zu lähmender, andauernder Müdigkeit, wiederkehrenden Infektionen, Kopfschmerzen und Verdauungsproblemen, welche die Lebensqualität verringern.

Längere Stressbelastung führt in erster Linie zu einer anhaltend hohen Produktion von Cortisol, der eine Phase mit niedrigem Cortisol folgt. Das bedeutet, dass die Nebennieren durch Stress ohne Unterbrechung, also chronisch, belastet werden. Durch die Überstimulierung werden diese Organe müde und sind daher weniger in der Lage, auf Stress zu reagieren. Allerdings können die gesundheitlichen Folgen der hohen Cortisolphase bestehen bleiben, die nun durch die Nebennierenmüdigkeit noch verstärkt werden.

Das Endocannabinoid-System und Stress

Die HPA-Achse ist in der Tat ein komplexes System zwischen drei Komponenten: dem Hypothalamus, der Hypophyse und den Nebennieren. Und auch die Nebennieren selbst produzieren über

> Das ECS ist praktisch an allen Phasen der Stressreaktion beteiligt, in erster Linie aber an der **Stresswahrnehmung**.

50 Hormone, neben Cortisol auch Adrenalin, Aldosteron, DHEA, Testosteron, Progesteron und andere. Das ECS ist in vielen Aspekten sehr eng mit unseren Stressreaktionen verbunden, von der Wahrnehmung einer Situation über biochemische Reaktionen bis hin zur Regulierung unserer Reaktionen und Verhaltensweisen in Stresssituationen. Damit ist es de facto an allen Phasen der Stressreaktion beteiligt, in erster Linie aber an der Stresswahrnehmung, jedoch auch an der Produktion von Neurotransmittern und von Hormonen der HPA-Achse, dem Cortisol. Das ECS ist also ein wichtiger und integraler Bestandteil der Wahrnehmung von Stress, in gewisser Weise eine Interphase zwischen dem äußeren Stress und den Reaktionen auf der biochemischen und Verhaltensebene. Im Wesentlichen hilft uns das ECS, die Bedeutung der Stressreize zu definieren, zu bestimmen, wie groß die Bedrohung ist, und die Reaktionen zu optimieren, die für die langfristige Lebensfähigkeit, das Gleichgewicht und die Stressresistenz des Organismus wesentlich sind.

> Aus eigener Erfahrung wissen wir, dass **zu viel Stress** tagsüber uns nachts keine Ruhe gönnt.

Wir wissen, dass neben dem Hypothalamus und der Hypophyse auch die Amygdala, der präfrontale Kortex und der Hippocampus auf Stress reagieren und unsere Reaktionen bei Stress beeinflussen. Alle diese Regionen sind auch bekannt für die hohe Dichte an Cannabinoid-Rezeptoren. So sehen wir bereits anatomisch eine Verbindung zwischen der Stressantwort und dem Endocannabinoid-System.

Die neuronale Reaktion, die auf die Belastung durch Stress folgt, kann durch geeignete ECS-Reaktionen moduliert werden. Das bedeutet, dass, selbst wenn wir unter längerem oder starkem Stress stehen und über ein gut funktionierendes ECS verfügen, dies die Stressreaktion ausgleicht und unseren Körper vor Stressfolgen geschützt wird. Wir wissen, dass Cannabinoide an den neuronalen Synapsen als retrograde Botenstoffe wirken und ein Signal zurücksenden. Durch die Bindung an Rezeptoren bewirken sie entweder eine vorübergehende oder eine langfristige Reduktion der synaptischen Übertragung. In gewisser Weise bedeutet dies, dass die Cannabinoide die Anzahl der Nachrichten reduzieren, die in unserem Gehirn von einem Neuron zum anderen wandern. Wir sprechen in diesem Fall von »Lärm«. Aus eigener Erfahrung wissen wir, dass, wenn wir tagsüber zu viel Stress hatten, wir oft abends ein Geräuschgefühl im Gehirn haben, das uns nicht zur Ruhe kommen lässt. Wenn die neuronale Aktivität niedrig ist, bleibt es meist leise, deshalb schaltet sich das ECS als Bremse ein, wenn die Aktivität über ein gesundes Maß ansteigt. So können wir das ECS als Modulator der Aktivität unseres Nervensystems betrachten.

Stress, Depressionen und Angstzustände

Wir wissen, dass längerer ungelöster Stress Symptome von Depressionen hervorruft. Wenn wir mit dem Stress nicht zurechtkommen, sind unser körpereigenes Endocannabinoid-System und unser Nebennieren-System überfordert. Bis zur Entdeckung des ECS, insbesondere des Anandamids, galten Serotonin und Endorphine als »Glücksmoleküle«, die für emotionale Zustände verantwortlich sind. Bei Depressionen werden Medikamente verschrieben, welche die Konzentration von Serotonin erhöhen sollten. Jetzt wissen wir, dass unsere Fähigkeit, die richtige Serotoninmenge zu produzieren, unter dem Einfluss des ECS steht, und wir können einen Serotoninmangel als Folge eines nicht richtig funktionierenden ECS einstufen.

Stress wirkt sich auf verschiedene Regionen unseres Körpers unterschiedlich aus, aber interessanterweise scheint chronischer, unvorhersehbarer Stress starke Folgen für Teile des Gehirns zu haben, die wir »hedonische Hotspots« nennen. Sie wurden entdeckt, als spezifische Bereiche des Gehirns mit positiven Reizen aktiviert wurden, die auch für Belohnungen und Schmerzen verantwortlich sind – deshalb die Bezeichnung »hedonisch«. Nahrung und Sex zum Beispiel sind starke sensorische Reize mit hedonischer Wirkung – klar, ist doch die Fokussierung auf Nahrung und Sex eine wichtige Überlebens- und Fortpflanzungsstrategie. Hedonische Hotspots haben viele Cannabinoid- und Opioid-Rezeptoren. Dabei ist Stress für diese Gehirnregionen besonders schädlich. Während einer starken Stressbelastung produzieren wir wenige oder gar keine Cannabinoide in diesen Bereichen. Das würde bedeuten, dass wir blind oder unempfindlich für die positiven Dinge des Lebens sind, dafür Schmerzen aber intensiver wahrnehmen.

> CBD **wirkt ausgleichend** auf die gesamte Stressreaktion im Körper.

Viele Dinge beeinflussen unsere Stimmung und unseren emotionalen Zustand, aber es gibt zwei allgemeine Aspekte, einen temporären *(Hedonie)* und einen statischen *(Eudaimonie)*. Während die Hedonie weitgehend von den Umständen und akuten Umwelteinflüssen beeinflusst wird, ist die Eudaimonie ein Maß für die Zufriedenheit als subjektive Beurteilung eines gut gelebten Lebens. Das ECS ist an beiden Aspekten beteiligt, ein gut funktionierendes ECS öffnet unser Bewusstsein für mehr Sensibilität für positive Reize und wirkt wie ein Puffersystem für negative Emotionen.

Endocannabinoide sowie pflanzliche Cannabinoide, insbesondere CBD, stimulieren die hedonischen Hotspots und wirken ausgleichend auf die gesamte Stressreaktion im Körper. Sie verursachen eine Homöostase (Gleichgewicht) in der HPA-Achse und legen die biochemischen Grundlagen für positive emotionale

Zustände. In der modernen zivilisierten Welt sind wir mit immer mehr Depressionen, Ängsten und anderen Stimmungsstörungen konfrontiert, es sollte daher der Fokus auf den Zusammenhang des ECS und der emotionalen Stimmung gelegt werden.

Jeder von uns sucht positive Emotionen anders, einige gehen zu klassischen Klavierkonzerten, andere zu Heavy Metal Camps. Aber die zugrunde liegende Biochemie des Glücks bleibt die gleiche, wobei Endocannabinoide und pflanzliche Cannabinoide eine sehr wichtige Rolle bei der Stressbewältigung und dem langfristigen Wohlbefinden spielen.

Hanf im Einsatz gegen Stress

Im Forschungslabor wurden Mäuse unvorhersehbarem Stress ausgesetzt. Dabei wurde festgestellt, dass sich bei den Versuchstieren nach fünf bis sechs Wochen schwere Symptome zeigten. Sie wollten sich weder bewegen noch fressen, das Gewicht ihrer Nebenniere war größer und das Gewicht ihres Thymus kleiner. Überraschenderweise hatten die Tiere auch weniger Neuronen in ihrem frontalen Cortex, also in jenem Teil des Gehirns hinter der Stirn, der für Motorik, Problemlösung, Spontaneität, Gedächtnis, Sprache, Initiation, Urteilsvermögen, Impulskontrolle sowie soziales und sexuelles Verhalten verantwortlich ist. Indem sie Mäuse chronischem Stress aussetzten, verursachten die Forscher bei den Tieren Depressionen. Wenn die Wissenschaftler den Mäusen danach CBD verabreichten, regenerierten sie sich besser und erlitten weder in den Drüsen noch im Gehirn negative Veränderungen. Das Ergebnis war noch viel besser, wenn die Mäuse CBD vor dem Stress bekamen. Ähnlich reagiert auch der menschliche Organismus, was die schützende Rolle von Cannabinoiden, insbesondere von CBD, unter Beweis stellt. Kurz gesagt, CBD ermöglicht dem Körper, trotz Stress zu funktionieren.

Die Forscher fanden sogar heraus, dass CBD selbst bei bereits vorhandener Schädigung des Gehirns durch Stress die Produktion neuer Neuronen anregen kann und diese Teile des Gehirns ihre Funktion wiedererlangen können. Dieser Mechanismus liegt eigentlich auch hinter der anxiolytischen und antidepressiven Wirkung von CBD, die sich immer wieder bewährt hat.

Erfahrungen mit Patienten, die an Stress- oder Stimmungsstörungen wie Depression oder Angst leiden, bestätigen dieses Bild. CBD kann helfen, Stress als weniger bedrohlich wahrzunehmen und mit der Belastung fertig zu werden. In gewisser Weise ist es wie ein Schutzmolekül, das unsere Zellen auch unter extremen Bedingungen funktionstüchtig hält.

Was Sie gegen Stressbelastung tun können

Zuerst machen wir eine kleine Selbstdiagnose. Wir wissen nun, dass das ECS für Schlaf, Appetit, Erinnerungsvermögen, Entspannung und allgemeinen Schutz wichtig ist. Wenn Sie wissen wollen, ob Ihr ECS noch richtig funktioniert und Sie vor Stress schützt, sollten Sie sich diese fünf Bereiche Ihres Lebens anschauen:

1. Guter Schlaf
2. Gutes Gedächtnis
3. Ausgewogener Appetit
4. Richtige Entspannung
5. Kräftiges Immunsystem

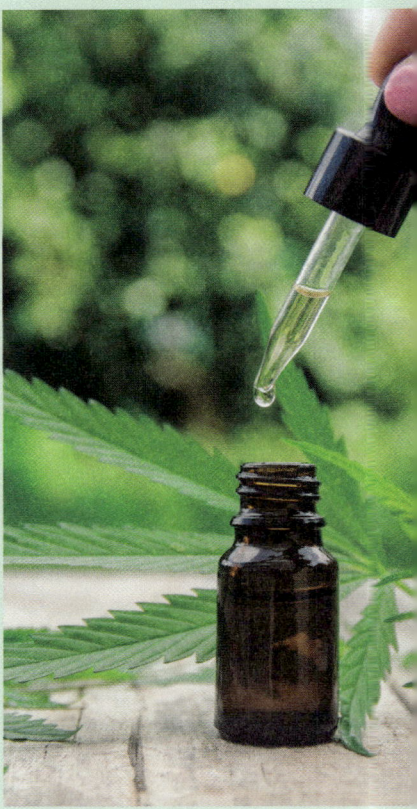

Sind diese fünf Faktoren ausgeglichen, dann gibt es eine gute Chance, dass Ihr ECS die Reaktionen in Ihrem Körper ordnungsgemäß reguliert und Sie vor schädlichen Auswirkungen von Stress schützt. Ist der Stress intensiv und lang anhaltend und finden Sie Veränderungen in den fünf Bereichen Ihres Lebens, dann ist es an der Zeit, Ihrem Körper mit Phytocannabinoiden zu helfen.

Wie, wann und wie viel Sie einnehmen sollten

Wie: Zu diesem Zweck ist es am besten, CBD in einer Öllösung zu sich zu nehmen. Nehmen Sie ein paar Tropfen unter die Zunge und halten Sie diese dort für etwa 30 Sekunden, bevor Sie schlucken.

Wann: Nach unserer Einschätzung ist die beste Einnahmezeit vor dem Stress. Wenn Sie wissen, dass Sie einen harten Tag vor sich haben, nehmen Sie CBD, bevor Sie das Haus verlassen. So wissen Sie, dass Sie Ihr Bestes getan haben, um Ihre Zellen vor den schädlichen Auswirkungen von Stress zu schützen. Aber selbst wenn Sie einen unerwartet stressigen Tag hatten, ist es vorteilhaft, nach Ihrer Rückkehr nach Hause CBD zu nehmen. Am besten ist es, wenn Sie die Einnahme Ihrem Tempo anpassen. An manchen Tagen brauchen Sie nichts zu nehmen, an Tagen, an denen Sie eine etwas höhere Arbeitsbelastung vorhersehen, nehmen Sie eine minimale Dosis, und an Tagen, die sehr stressig sein könnten oder auch waren, nehmen Sie eine höhere Dosis. Wenn Sie wissen, dass bald mehr Stress auf Sie zukommt (Umzug, Reisen, Termine aller Art), nehmen Sie niedrige Dosen über den gesamten Zeitraum. Sollte es zu einem sehr intensiven Ereignis kommen, entweder für den Körper oder für die Psyche (Autounfall, Scheidung, Trauma, Verletzung, Luftverschmutzung), sollte eine hohe Dosis CBD so schnell wie möglich nach dem Ereignis genommen werden, weil es den Schaden weitgehend reduzieren kann.

Wie viel: Wie viel CBD notwendig ist, um diese stresspuffernde Wirkung zu erreichen, ist individuell verschieden und hängt davon ab, wie viele Rezeptoren Sie haben und wie gut Ihr eigenes ECS funktioniert. Einige haben eine sehr gute Reaktion mit sehr niedrigen Dosen, wie zwei bis fünf Milligramm CBD pro Tag, andere brauchen viel mehr. Für manche Personen sind bis zu 100 Milligramm pro Tag erforderlich, um eine schützende Wirkung zu erzielen. Wir können nicht vorhersagen, wie viel CBD für jemand richtig ist, also muss jeder seine eigenen Experimente durchführen, um die optimale CBD-Dosis zu finden. Der beste Weg ist, mit sehr kleinen Dosen anzufangen und langsam zu erhöhen, bis eine Erleichterung spürbar ist.

Die Dosis macht den Effekt

In einem typischen fünfprozentigen CBD-Öl, verdünnt mit Hanfsamenöl, ist etwa 1,5 Milligramm CBD pro Tropfen enthalten. So kann man mit zwei Tropfen beginnen und in den nächsten Tagen oder Wochen bis auf 15 Tropfen erhöhen. Bevorzugen Sie Produkte von der ganzen Pflanze aus lokalem, kontrolliert biologischem Anbau mit eindeutigen Kennzeichnungen über CBD-Inhalt und -Analysen.

→ Interview mit Dr. Thomas Gefaell

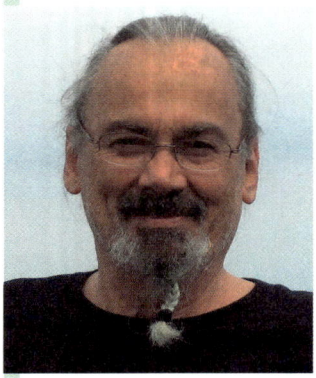

Dr. med. univ. Thomas Gefaell, Arzt für Allgemeinmedizin, Praxis für Traditionelle Chinesische Medizin in Ehrenhausen in der Südsteiermark

Wie und wann haben Sie sich mit Cannabinoiden in Ihrer Praxis auseinandergesetzt?

Im Jahr 2015 kam eine Patientin mit der schulmedizinischen Diagnose »Brustkrebs« in meine Praxis. Sie lehnte alle schulmedizinischen Therapien ab und bat mich, die Behandlung nach meinem Wissen in der TCM und meiner Erfahrung mit Kräutermedizin zu übernehmen. Damals wusste ich bereits über einige Studien, dass CBD in der Onkologie einige segensreiche Eigenschaften besitzt und begann, diese Frau mit Kräutertinkturen zu behandeln, die CBD in Kombination mit anderen Kräutern beinhaltet. Diese Patientin ist heute (im fünften Jahr nach der Diagnostik) symptomfrei und erfreut sich bester Gesundheit.

Bei welchen Indikationen und medizinischen Situationen waren Cannabinoide am erfolgreichsten? Haben Cannabinoide auch eine positive Wirkung bei Stresslinderung?

Bei Stresssymptomatik war der Effekt der Cannabinoide sehr deutlich zu erkennen. Aber auch bei sämtlichen Formen von Schlafstörungen, Schmerzsymptomen, Begleitung in der konventionellen Krebstherapie usw. war und ist eine positive medizinische Wirkung deutlich erkennbar.

Haben Patienten und Angehörige Fragen über die Möglichkeiten der Therapie mit Canabinoiden?

Die häufigste Frage ist derzeit immer noch: »Hilft denn Cannabis wirklich?«. Es besteht weiterhin ein großer Bedarf an Information, besonders durch die Ärzteschaft.

Welche sind die häufigsten Hindernisse, denen Sie als Arzt begegnen, wenn es um eine Cannabinoid-Therapie geht?

Da ich CBD meistens in Kombination mit anderen Kräutern in meinen Rezepturen verwende, habe ich bisher noch nie echte Hindernisse in den Therapien erkennen können.

Was wünschen Sie sich für die Zukunft der Cannabistherapie?

Mein Wunsch wäre, dass künftig die gesamte Blüte mit einem ausgewogenen Verhältnis aller Cannabinoide für medizinische Behandlungen freigegeben wird. In der Gesamtheit seiner Bestandteile wirkt hanfmedizinisch am besten.

Fallbeispiel (männlich, 40 Jahre; Stress, Insomnie, Tinnitus)

Eine langanhaltende, schwere Krankheit betrifft nicht nur denjenigen, der krank ist, sondern auch seine Angehörigen, die mit ihm kämpfen, weinen und sich freuen. Erst als die härtesten Zeiten, aber noch lange nicht alle Krankheitsbeschwerden einer geliebten Person vorbei waren, spürte ich die zerstörerische Kraft jahrelanger, intensiver Angst und Stress. Zu den Schlafstörungen kam noch Tinnitus dazu. Die Situation verschlimmerte sich und beeinflusste zunehmend mein Wohlbefinden und meine täglichen Aufgaben. Als ich an einem Morgen Blut in der Spucke bemerkte, war dies buchstäblich ein roter Alarm.

Ich wurde von mehreren Fachärzten für Hals-, Nasen- und Ohrenheilkunde und anderen Fachärzten untersucht, und dennoch wurde die Ursache nicht diagnostiziert und keine der angebotenen Maßnahmen haben geholfen.

So habe ich nach anderen Lösungen gesucht. Zu der Zeit waren der Zugang und auch das Wissen über CBD noch begrenzt und karg. Ich kam in den Besitz eines CBD-Hanfprodukts, über dessen Effekt innerhalb kurzer Zeit ich sehr überrascht war. Ich fing an, den Stress viel leichter zu ertragen und bemerkte eine Reihe von Verbesserungen. Ich habe von einem der wenigen Ärzte gehört, der sich seit langer Zeit mit der Cannabinoid-Therapie beschäftigt, und suchte ihn auf. Nach der Anamnese verschrieb er mir das THC, das meine psychophysische Ruhe noch stärker beeinflussen sollte, insbesondere die Schlaflosigkeit und den Tinnitus. In der Apotheke habe ich isoliertes THC bekommen, das ziemlich teuer war. Bis zu einem gewissen Grad hat es mir geholfen, aber das allgemeine Wohlbefinden verbesserte sich nicht in demselben Maße wie mit CBD. Ich lernte über die synergistischen Wirkungen natürlicher Präparate sowie über die Tatsache, dass die Cannabinoid-Therapie individuell ist, und begann mit einem Selbstversuch. Am Vormittag begann ich mit einem natürlichen CBD-Präparat und abends mit dem illegalen, aber überprüften THC-Produkt. Die Situation verbesserte sich allmählich und innerhalb von drei Monaten hatte ich keine Probleme mehr mit Schlaflosigkeit und Tinnitus. Auch Blut in der Spucke war die Ausnahme.

Die Therapie mit Hanfprodukten beziehe ich nur dann ein, wenn es notwendig ist, nach meinem Gefühl. Leider kann ich in meiner Situation noch heute nicht auf die umfassende Hilfe des Gesundheitssystems zählen.

Hanf und das Immunsystem

Spätestens zu Beginn des Winters wissen wir alle, dass wir unser Immunsystem kräftigen müssen, damit es den saisonalen Viren- und Bakterienattacken standhalten kann. Das weiß auch die Nahrungsergänzungsmittelindustrie, was besonders während der Zeit der »Grippewelle« zu einer Inflation entsprechender Werbespots führt, die superstärkende Mittel gegen Immunschwäche versprechen. Aber wissen wir wirklich, was das Immunsystem überhaupt ist, wo oder wie es funktioniert? Im Folgenden werde ich versuchen, Ihnen das Wichtigste über das Immunsystem näherzubringen, und wie es von Cannabinoiden beeinflusst werden kann.

Die Grundlagen des Immunsystems

Wir können uns unser Immunsystem als ein Netzwerk aus vielen Organen, Geweben und Zellen vorstellen. Es wird manchmal auch als lymphatisches Gewebe bezeichnet, weil seine Organe alle mit dem Wachstum, der Entwicklung und dem Einsatz von Lymphozyten zu tun haben, einer großen Gruppe von Immunzellen.

Es gibt zwei grundlegend verschiedene Mechanismen der Immunabwehr: die **angeborene**, in gewisser Weise Erreger-unspezifische, und die **erworbene oder adaptive**, die Erreger-spezifisch ist. Beide Systeme sind in ihrer Arbeitsweise eng miteinander verbunden und übernehmen unterschiedliche Aufgaben.

Schnell und wirksam

Die Stärke der **angeborenen** allgemeinen Abwehr besteht darin, dass sie sehr schnell reagiert. Da sie nicht auf bestimmte Krankheitserreger spezialisiert ist, benötigt sie auch keine lange Anlaufphase und sorgt zum Beispiel dafür, dass Bakterien, die durch eine kleine Wunde in die Haut eingedrungen sind, an Ort und Stelle aufgespürt und teilweise zerstört werden. Durch diese breite Wirksamkeit ist die angeborene Immunantwort aber nur bis zu einem gewissen Maß in der Lage, das Eindringen und Ausbreiten von Keimen zu verhindern.

Die angeborene Abwehr besteht aus mehreren Elementen:
- der Haut und allen Schleimhäuten an den Körperöffnungen als äußere Barrieren;
- den Abwehrzellen wie den Granulozyten oder den natürlichen Killerzellen;
- Stoffen im Blut und in Körperflüssigkeiten

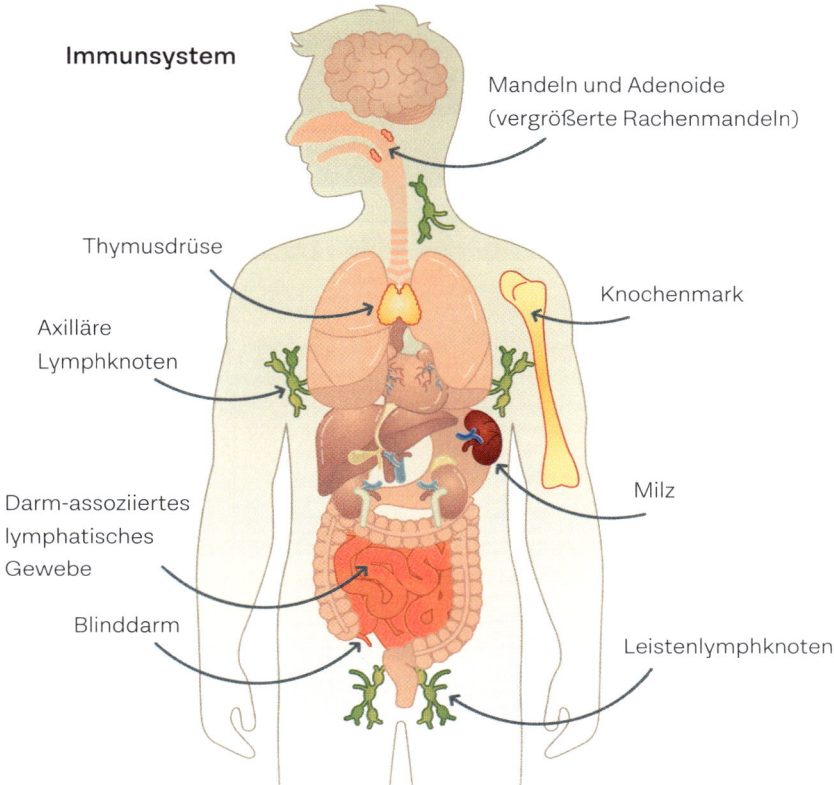

Immunsystem

- Mandeln und Adenoide (vergrößerte Rachenmandeln)
- Thymusdrüse
- Knochenmark
- Axilläre Lymphknoten
- Milz
- Darm-assoziiertes lymphatisches Gewebe
- Blinddarm
- Leistenlymphknoten

Genau mit langem Gedächtnis

Die **erworbene** Immunabwehr entwickelt sich erst im Lauf unseres Lebens. Sie entwickelt sich, wenn Menschen Krankheiten ausgesetzt sind oder durch Impfung gegen Krankheiten immunisiert werden. Eine der Möglichkeiten, wie sich erworbene Immunität entwickeln kann, ist passiv, sprich von einer anderen Quelle »geliehen«. Sie hält nur für kurze Zeit an. Beispielsweise geben Antikörper in der Muttermilch dem Baby vorübergehend Immunität gegen Krankheiten, denen die Mutter ausgesetzt war. Dies kann helfen, das Baby vor Infektionen in den ersten Jahren der Kindheit zu schützen.

Wenn es dem ersten Verteidiger, also dem angeborenen Immunsystem nicht gelungen ist, die Erreger zu vernichten, kommt es nach einem Zeitraum von vier bis sieben Tagen zur erworbenen Immunantwort. Die erworbene Abwehr braucht zwar länger, besitzt aber auch eine größere Treffsicherheit – sie greift bestimmte

Antigene an und kann sie sich merken, was bei einem erneuten Kontakt mit einem bereits bekannten Krankheitserreger zu einer rascheren Abwehrreaktion führt. Diese Funktion beruht auf der Bildung von Gedächtniszellen, weshalb wir einige Krankheiten nur einmal im Leben bekommen können, danach aber dagegen »immun« sind.

Zur erworbenen Abwehr gehören:
- T-Lymphozyten;
- B-Lymphozyten;
- Antikörper als lösliche Eiweiße im Blut;
- Zytokine in Blut und Gewebe als hormonähnliche Botenstoffe.

Das Immunsystem eines jeden Individuums ist unterschiedlich. Einige Menschen scheinen nie zu erkranken, während es uns so vorkommt, als würden wir anderen stets hustend und niesend begegnen. Mit zunehmendem Alter steigt die Qualität der Immunität, da das Immunsystem bereits mit mehreren Mikroben in Kontakt gekommen ist. Aber das ist nicht die Regel, viele Faktoren beeinflussen die Immunantwort und viele Prozesse müssen zur richtigen Zeit und am richtigen Ort stattfinden, um eine effektive Immunabwehr zu ermöglichen.

Die Abwehrzellen

Als T-Zellen oder T-Lymphozyten bezeichnet man eine Gruppe von weißen Blutzellen, die der Immunabwehr dient und gemeinsam mit den B-Lymphozyten die erworbene Immunantwort darstellt. Bei Erwachsenen werden sie im Knochenmark gebildet, in der Thymusdrüse reifen sie zu Zellen heran, daher das »T« in ihrer Bezeichnung. T-Zellen besitzen an ihrer Oberfläche Erkennungsmerkmale, an die Krankheitserreger binden können – ähnlich eines Schlosses, in das ein bestimmter Schlüssel passt. Dadurch wird ein Reiz ausgelöst, der zur Vermehrung und Spezialisierung der T-Zellen dient. Gleichzeitig werden durch die große Anzahl an neu gebildeten T-Zellen weitere Abwehrreaktionen ausgelöst, wodurch die Krankheitserreger dann zerstört und aus dem Körper entfernt werden.

Zu den T-Lymphozyten gehören:
- T-Helfer-Zellen
- Zytotoxische T-Zellen oder T-Killerzellen
- T-Gedächtnis-Zellen
- T-Supressor-Zellen

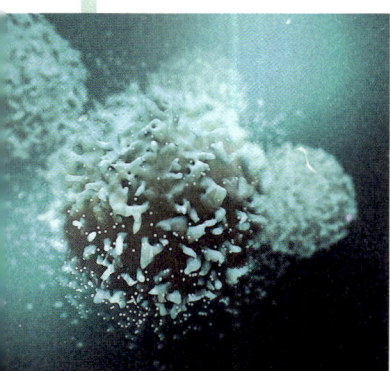

3-D-Darstellung von T-Zellen

Die sogenannten **B-Lymphozyten** sind eine wichtige Säule der erworbenen Abwehr, denn sie bilden Antikörper, die sich als lösliche Eiweiße (Proteine) im Blut befinden und sich auf einen einzelnen Erreger spezialisiert haben.

Die Wechselwirkung und Kommunikation zwischen den verschiedenen Zellen des erworbenen Immunsystems, wie den B- und den T-Zellen, erfolgt entweder direkt über Bindung an der Oberfläche der unterschiedlichen Abwehrzellen oder über lösliche Botenstoffe wie die sogenannten Zytokine. Diese Botenstoffe sind meist Eiweiße und werden von verschiedenen Zellen des Organismus gebildet.

Cannabinoide und das Immunsystem

Das Immunsystem und das Endocannabinoid-System (ECS) haben schon auf den ersten Blick viel gemeinsam. Beide sind komplex und haben die Aufgabe, unseren Körper zu schützen. Das Immunsystem ist auf den Schutz vor Bakterien, Viren und Parasiten spezialisiert und das ECS schützt uns vor allem, was unsere Biochemie stören könnte. Damit unser Körper richtig funktioniert, müssen diese beiden Systeme gut zusammenarbeiten, und das tun sie auch. Es ist bekannt, dass Immunzellen die meisten CB2-Rezeptoren auf ihrer Oberfläche haben: mit der größten Anzahl auf den B-Zellen, in weiterer Folge ist die Dichte der CB2-Rezeptoren an den natürlichen Killerzellen (NZ) zu finden, dann an den Monozyten (Vorläufern der unter anderen in den Geweben lokalisierten Fresszellen oder Makrophagen), an den Neutrophilen (spezialisierten Immunzellen), an den zytotoxischen T-Zellen (T-Zellen für die erworbene Immunabwehr) und an den T-Helfer-Zellen (Zellen zur Erkennung von Antigenen). Wie viele Rezeptoren diese Zellen zu einem bestimmten Zeitpunkt haben, hängt auch vom Erreger und dem Zellaktivierungszustand ab.

Es ist interessant, die Auswirkungen von Anandamid, dem primären Endocannabinoid, auf das Immunsystem zu beobachten. In Studien wurde gezeigt, dass Anandamid die Vermehrung von T- und B-Lymphozyten hemmt und bereits in niedrigen Dosen eine Apoptose, also eine Form des programmierten Zelltods einleitet. So kam es gewissermaßen zu einer vorübergehenden Reduzierung des Immunsystems. Das mag auf den ersten Blick kontraproduktiv erscheinen, aber wenn man weiß, dass es sich um SOS-Moleküle handelt, dann ist klar, dass in akuten Situationen ein perfekt funktionierendes Immunsystem keine Priorität hat. Und noch etwas, das viele Studien nicht eindeutig zeigen: Endocannabinoide sind kurzlebige Moleküle, sie werden abgebaut,

> Endocannabinoide sind **kurzlebige Moleküle**, die abgebaut werden, sobald das SOS-Signal gesendet wird.

sobald das SOS-Signal gesendet wird. So kommt es selten vor, dass Endocannabinoide lange in unserem Körper bleiben, wie es unter Laborbedingungen der Fall ist. Die Wirkung von Cannabinoiden als Unterdrücker des Immunsystems (Immuninhibitor) ist nur ein Teil der Wahrheit, da der Einfluss komplex ist. Cannabinoide senden ein Signal aus, dessen Botschaft stets lautet, die Funktion unseres Körpers in Richtung eines optimalen Gleichgewichts zu bewegen. Im Labor und in Studien ist es schwierig, die Komplexität des Immunsystems und des Endocannabinoid-Systems zu simulieren, und die Ergebnisse müssen entsprechend interpretiert werden. Phytocannabinoide haben auch einen großen Einfluss auf das Immunsystem, daher müssen die Ergebnisse der Studien im Rahmen der Grenzen verstanden werden, die Experimente haben.

> Das Zusammenwirken aller Inhaltsstoffe des Hanfs **beeinflusst** die **Immunfunktion positiv.**

Es wurde lange Zeit angenommen, dass das berühmteste Phytocannabinoid, das THC, das Immunsystem hemmt, es wurde als eine der vielen schädlichen Nebenwirkungen des langfristigen Cannabiskonsums dargestellt. Diese Behauptungen kamen nicht aus dem Nichts, da es Studien gibt, die eindeutig zeigen, dass THC bestimmte Arten von Immunzellen hemmt.

Beispielsweise wurde gezeigt, dass THC
- die Antikörperproduktion unterdrückt;
- eine Vielzahl von Aktivitäten von T-Lymphozyten unterdrückt;
- die zytolytische Aktivität des natürlichen Killers hemmt. Unter Zytolys versteht man den Zerfall einer Zelle durch Schädigung oder Auflösung der äußeren Zellmembran (Nekrose);
- die Produktion von Interferon gamma (IFNγ) reduziert. Dabei handelt es sich um ein Protein, das sich durch seine immunstimulierende, vor allem antivirale und antitumorale Wirkung auszeichnet;
- die Aktivitäten von Makrophagen und makrophagenähnlichen Zellen ausschaltet;
- die Produktion von Chemokinen und Zytokinen verändert (kleine Signalproteine, die bei Zellen eine Wanderbewegung auslösen);
- das homöostatische Gleichgewicht zwischen proinflammatorischen und antiinflammatorischen Zytokinen stört;
- die Differenzierung von Monozyten hemmt. Das bedeutet, dass diese Vorläuferzellen nicht in Makrophagen umgebaut werden können;
- Reaktionen auf Bakterien und Viren verändert.

Die Auswirkungen von THC auf das Immunsystem werden vor allem durch die Bindung an die CB2-Rezeptoren an die Immunzellen verursacht. Es wurde behauptet, dass es genügend Beweise über negative Auswirkungen von THC auf das Immunsystem gibt, was bedeuten würde, dass Personen, die Cannabinoide zu sich nehmen, weniger resistent gegen Infektionen sein sollten, was aber nie bewiesen werden konnte. Ganz im Gegenteil: Es kann davon ausgegangen werden, dass das Zusammenwirken aller Hanf-Inhaltsstoffe die gesamte Immunfunktion positiv beeinflusst.

Die bestmögliche Annäherung an das menschliche Immunsystem im Laborversuch bieten Primatenaffen. Um die Gesamtwirkung auf das Immunsystem zu untersuchen, wurden Rhesusmakaken, die mit dem Simiane-Immundefizienz-Virus (SIV) infiziert waren, chronisch THC ausgesetzt. Dabei handelt es sich um ein Retrovirus, das als Ursprungsvirus für das menschliche Immunschwächevirus HIV gilt. SIV beschreibt eine ganze Gruppe verschiedener Viren, die aus dem Blut oder Organmaterialien verschiedener Affenarten isoliert wurden. Zur großen Überraschung der Forscher führte die chronische THC-Verabreichung sowohl zu geringerer Viruslast als auch Virusvermehrung und zu weniger Entzündungen. Die Lebensdauer dieser Affen wurde verlängert oder nicht beeinträchtigt.

Im Rahmen desselben Forschungsprojekts wurden die Affen einem chronischen Alkoholkonsum ausgesetzt, was zu einem völlig anderen Ergebnis führte: Die chronische Alkoholbelastung hatte viele schädliche Auswirkungen, die Affen sind schneller bis zum Endstadium der Krankheit übergegangen und lebten kürzer.

Sie fragen sich vielleicht, was die Forschung für CBD zeigt, denn Sie wissen ohnehin schon, dass THC der »bad Cop« ist. Nun, ein ähnliches Bild der Immunsuppression zeigte sich im Labor auch bei CBD, denn es induzierte den Zelltod (Apoptose) nicht nur in Hilfs- und zytotoxischen T-Zellen, sondern ähnlich auch bei anderen Immunzellen. So schnitt der »good Cop« in der Hanfgeschichte nun auch im Labor nicht besser ab.

Im Allgemeinen ist es immer schwierig, Forschungsergebnisse in die Praxis umzusetzen, vor allem aber bei komplexen Systemen wie dem Immunsystem, bei dem viele Organe und Zelltypen zusammenarbeiten.

Drei wichtige Dinge, die man beachten sollte, sind daher:
- Die Wirkung eines isolierten Cannabinoids unterscheidet sich wesentlich von jener eines Extrakts aus der ganzen Pflanze.
- Die Wirkung ist sehr stark von der Dosis abhängig.

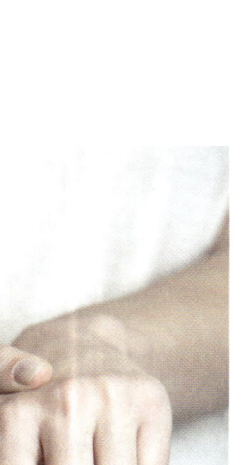

- Die Auswirkungen unterliegen den Bedingungen, unter denen sich der Körper oder das Laborsystem befindet. So wird in einem gesunden Körper die Reaktion des Immunsystems auf Cannabinoide anders sein als in einem Körper mit starker Entzündung, lang anhaltender Infektion oder Krebs.

Rheumatische Erkrankungen

Es gibt mehr als 200 verschiedene rheumatische Erkrankungen, die meisten dieser Krankheiten treten auf, wenn im Immunsystem etwas schief läuft und es das eigene Gewebe angreift. In diesem Fall erkennt das Immunsystem nicht, was uns gehört und was fremd ist: Es startet eine starke Immunabwehr gegen Gelenke, Bänder, Bindegewebe. In dieser Gruppe von Krankheiten ist die rheumatoide Arthritis oder Rheuma (RA) die häufigste. Rheumatische Erkrankungen stehen meist in Verbindung mit Schmerzen, Schwellungen und Steifheit, die durch Entzündungsprozesse im Körper verursacht werden. Da Cannabinoid-Rezeptoren und Endocannabinoide auch in entzündeten Gelenken vorhanden sind und Cannabinoide bekannte immunmodulatorische, also das Immunsystem verändernde sowie entzündungshemmende Eigenschaften haben, ist es sinnvoll, auf dieses System abzuzielen.

Untersuchungen zeigten, dass CBD auch dann wirksam sein kann, wenn es auf die Haut der entzündeten Gelenke aufgetragen wird. CBD in Gelform wurde gut absorbiert und reduzierte Entzündungen, Schwellungen, Gelenküberempfindlichkeiten und Schmerzen. Die orale Einnahme von CBD blockierte sehr effektiv das Fortschreiten der Arthritis und schützte die Gelenke vor weiteren Schäden.

Es wurde auch festgestellt, dass CBD sehr effektiv war, wenn es in den frühen Stadien der Arthrose (Gelenkverschleiß) eingesetzt wurde, denn es konnten Nervenschäden und Schmerzen verhindert werden, die normalerweise mit dieser Krankheit einhergehen. Interessanterweise ist auch aus Tiermodellen ersichtlich, dass CBD eine starke präventive Rolle bei Arthrose spielt. Wenn im Forschungslabor Ratten CBD als Vorbeugung verabreicht und dann Arthrose induziert wurde, gab es keine oder minimale Entwicklungen von Entzündungen und Schmerzen.

AIDS/Immunsuppressive

Patienten mit HIV sind aufgrund der Auswirkungen des HIV-Virus auf das Immunsystem extrem anfällig für Infektionen. Die bestehende antiretrovirale Therapie zielt darauf ab, das Fortschreiten des Virus zu verhindern und den Patienten eine längere Lebenserwartung zu geben. Aber selbst bei Verabreichung der besten Medikamente kommt es zu anhaltenden Symptomen und Nebenwirkungen. Die Forschung hat auf potenzielle Vorteile hingewiesen, die HIV-Patienten von der Verwendung von Cannabinoiden haben könnten, und Umfragen zeigen, dass bis zu 30 Prozent der HIV-Patienten bereits Cannabinoide zur Behandlung der Symptome verwenden. Interessanterweise ist THC in einigen europäischen Ländern zur Behandlung von Appetitlosigkeit und Gewichtsverlust bei AIDS-Patienten zugelassen. Und es hat sich gezeigt, dass auch andere Symptome wie Depressionen, Angst und Übelkeit mit Cannabinoiden wirksam gelindert werden können.

Aber es scheint, dass Cannabinoide auch im Krankheitsverlauf von Vorteil sein können. Die Signalfunktion von Cannabinoiden scheint bei AIDS-Patienten sehr wichtig zu sein, da das HIV-Virus auch an Rezeptoren von Immunzellen binden muss, um in sie einzudringen. Und diese Immunzellen haben auch Cannabinoid-Rezeptoren (CB1 und CB2). Eine Studie zeigte, dass, wenn ein Cannabinoid an den CB2-Rezeptor gebunden ist, die Bindung des HIV-Virus an die Immunzelle begrenzt ist, was zu einer 40-prozentigen (!) Verringerung der Anzahl infizierter Immunzellen führt. Wir wissen, dass Cannabigerol (CBG) an CB2-Rezeptoren bindet, teilweise auch THC und schwach-indirekt auch das CBD.

Da sich ein Großteil des Immunsystems im Darm befindet und das HIV-Virus bereits im Frühstadium der Infektion das darmassoziierte lymphatische Gewebe schädigt, scheint dieses Faktum eine der Hauptursachen im Fortschreiten der Krankheit zu sein. Wir wissen, dass Cannabinoide in vielerlei Hinsicht eine stark schützende Rolle für die Darmfunktion spielen. In Tierversuchen konnte festgestellt werden, dass die Verabreichung von THC eine signifikant geringere Viruslast, einen Rückgang der Darmentzündung und einen höheren Anteil an **gesunden Immunzellen** bewirkt.

Cannabinoide haben auch bei schweren Komplikationen in der Krankheitsentwicklung, wie z.B. kognitiven Störungen und Kaposi-Sarkomen, eine positive Wirkung. Cannabinoide (insbesondere CBD) sind bekannt für ihre neuroprotektive Wirkung im zentralen und peripheren Nervensystem und schützen die Funktion der Neuronen auch unter pathologischen Bedingungen. Darüber hinaus konnte Cannabidiol den programmierten Zelltod (Apoptose) im Kaposi-Sarkom, einer im Zusammenhang mit AIDS auftretenden Krebserkrankung, bewirken.

> Die Signalfunktion von Cannabinoiden ist bei AIDS-Patienten sehr wichtig, da das HIV-Virus auch an **Rezeptoren von Immunzellen** binden muss, um in sie einzudringen.

Es gibt viele Möglichkeiten, Patienten mit HIV die Wirkung von Cannabinoiden zugutekommen zu lassen. Sie können aber vor allem als Zusatztherapie (add-on) zusammen mit bestehenden antiretroviralen Medikamenten eingesetzt werden.

Transplantat-gegen-Wirt-Reaktion

Bei der Transplantat-gegen-Wirt-Reaktion, englisch *Graft-versus-Host Disease (GvHD),* reagieren vor allem die im Transplantat enthaltenen T-Lymphozyten eines Spenders gegen den Empfängerorganismus. Das führt zu einer der häufigsten Todesursachen bei Patienten, die sich einer allogenen hämatopoetischen Zelltransplantation unterziehen. GvHD entsteht, wenn die Spenderzellen den Empfängerorganismus als fremd erkennen und ihn angreifen. Dieser Zustand ist sehr ernst und kann für den Empfänger lebensbedrohlich sein.

Die hämatopoetische Zelltransplantation ist ein Verfahren, bei dem krankes Knochenmark zerstört und von einem Spender hämatopoetische Zellen transplantiert werden. Bei der Hämatopoese werden durch Zellteilungen und zunehmende Differenzierung aus Vorläuferstammzellen reife Blutzellen. Im Idealfall gelangen Spenderzellen ins Knochenmark und bilden neue Immunzellen. Die Knochenmarktransplantation ist eine bewährte und übliche klinische Behandlungsoption für Patienten mit lebensbedrohlichen hämatologischen Erkrankungen wie zum Beispiel Leukämie.

Trotz prophylaktischer Maßnahmen wird die Anzahl der neu auftretenden Erkrankungen bei Patienten, die eine Transplantation erhalten, oftmals nicht geringer. Das identische Humane Leukozytenantigen-System (HLA) wird auch bei Geschwisterspendern auf 40 bis 60 Prozent geschätzt und kann sogar 75 Prozent bei Patienten betragen, die eine HLA-angepasste, nicht verwandte Transplantation erhalten.

Daher gibt es einen hohen Bedarf an effektiveren Präventions- und Behandlungsstrategien. THC zeigte sehr vielversprechende Effekte bei der Transplantat-gegen-Wirt-Reaktion bei Mäusen. Die Verabreichung von THC führte zu einer frühzeitigen Genesung, reduzierten Gewebeschäden sowie einer längeren Überlebenszeit. Die THC-Behandlung reduzierte die Expansion von Spenderimmunzellen und blockierte die Abtötung von Empfängerimmunzellen. Die bei GvHD beobachtete Beeinträchtigung der Blutbildung wurde durch die Behandlung mit THC ausgeschaltet. Da THC unerwünschte psychoaktive Wirkung hat, wurde auch CBD mit noch besserem Erfolg untersucht. Die Ergebnisse waren so vielversprechend, dass derzeit eine klinische Studie läuft. Die

> THC und CBD zeigten sehr **vielversprechende Effekte** bei der Transplantat-gegen-Wirt-Reaktion.

Verwendung von 300 Milligramm CBD pro Tag, bei einer Verabreichung sieben Tage vor bis 30 Tage nach der Transplantation, führte zur signifikanten Reduzierung der Schwere und Häufigkeit von GvHD. Es wurde nachgewiesen, dass die Kombination von CBD mit der Standard-GvHD-Prophylaxe eine sichere und vielversprechende Strategie zur Reduzierung der Häufigkeit von akuter Transplantat-gegen-Wirt-Reaktion ist.

Cannabinoide in Kombination mit Immuntherapie bei Krebspatienten

Die Rolle des Immunsystems bei der Bekämpfung bösartiger Erkrankungen wird immer deutlicher. Auch der Nobelpreis für Physiologie und Medizin im Jahr 2018 ging an die Immunologen James P. Allison und Tasuku Honjo, die eine neue Krebsbehandlung entwickelten. Sie beruht auf der Stimulation der Abwehrkräfte des Immunsystems und wird als »Immuntherapie« bezeichnet.

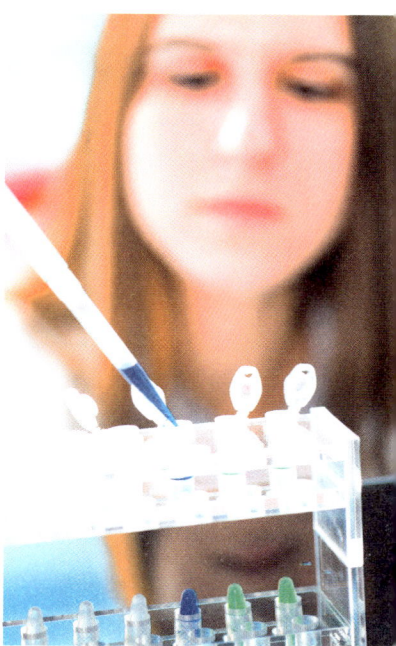

Man kann davon ausgehen, dass Krebs eine Art der Entzündungskrankheiten darstellt, bei der Immunzellen in die Tumorstelle eindringen und Faktoren produzieren, die Proliferation (Vermehrung oder Wucherung eines Gewebes), Angiogenese (Wachstum von Blutgefäßen durch Sprossungs- oder Spaltungsvorgänge aus bereits vorgebildeten Blutgefäßen) und Metastasierung noch steigern.

Im medizinischen Bereich gibt es eine breite Debatte über die Verwendung von Cannabinoiden in Kombination mit Immuntherapie. Auf den ersten Blick mag es tatsächlich kontraproduktiv erscheinen, Cannabinoide mit immunsuppressiven Eigenschaften zusammen mit einer Therapie zur Stimulierung des Immunsystems zu verwenden. Cannabinoide haben komplexe Wirkungsmechanismen und wirken nicht nur direkt gegen eine Gewebevermehrung (antiproliferativ), sondern zielen auch auf das immunologische Krebsumfeld. Klinische Erfahrungen, insbesondere aus Israel, zeigen, dass diese beiden Therapien effektiv zusammen angewendet werden können. Die Patienten berichten über positive Erfahrungen, die Therapie muss aber genau vom Onkologen überwacht und individuell angepasst werden.

Noch ist viel Forschungsarbeit über Cannabinoide in Kombination mit anderen Therapien notwendig, aber viele positive Effekte der Cannabinoide und deren primäre Rolle bei der Aufrechterhaltung oder Wiederherstellung der Homöostase scheint sich durchzusetzen und stellt Cannabinoide an die Spitze der Wunschliste bei Patienten.

→ Interview mit Dr. Franjo Grotenhermen

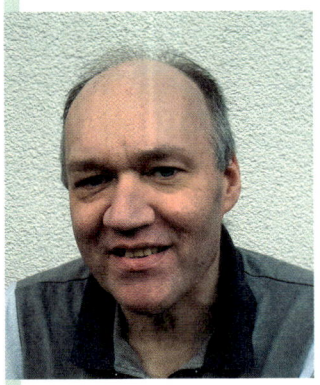

Dr. med. Franjo Grotenhermen ist Geschäftsführer der »International Association for Cannabinoid Medicines« (IACM) sowie Mitgründer und Vorsitzender der regionalen Sektion »Arbeitsgemeinschaft Cannabis als Medizin« (ACM)

Wie und wann haben Sie sich mit Cannabinoiden in Ihrer Praxis auseinandergesetzt?

Ich beschäftige mich seit Ende 1993 mit Pharmakologie, Toxikologie und dem therapeutischen Potenzial von Hanf, da ich seit 1990 aufgrund einer chronischen Erkrankung nicht mehr ärztlich tätig sein konnte.

Bei welchen Indikationen und medizinischen Situationen waren Cannabinoide am erfolgreichsten?

Man muss einerseits zwischen den wichtigsten Einsatzgebieten und andererseits der Wahrscheinlichkeit unterscheiden, dass Hanf bei einer bestimmten Indikation wirksam ist. So sind die wichtigsten Indikationen Schmerzerkrankungen, aber auch neurologische und psychiatrische Erkrankungen sind von größter Bedeutung. Autoimmunerkrankungen sind ein wichtiges Einsatzgebiet. Ich habe Patienten mit chronisch-entzündlichen Darmerkrankungen, die schon mehrmals operiert wurden, weil Standardmedikamente nicht ausreichend wirksam waren, und die erst durch eine Therapie mit Hanf ihre Erkrankung unter Kontrolle gebracht haben.

Haben Patienten und Angehörige Fragen über die Möglichkeiten der Therapie mit Canabinoiden?

Das kommt auf die Vorerfahrungen an. Es gibt auf der einen Seite solche, die sich seit Jahren erfolgreich illegal selbst behandeln und mich aufsuchen, um aus der Illegalität herauszukommen, und solche, die völlig unerfahren sind.

Welche sind die häufigsten Hindernisse, denen Sie als Arzt begegnen, wenn es um eine Cannabinoidtherapie geht?

Es ist für deutsche Kassenärzte nicht attraktiv, eine Behandlung mit Hanf oder Cannabinoiden durchzuführen, was dazu führt, dass viele Patienten keinen entsprechenden Arzt finden.

Was wünschen Sie sich für die Zukunft der Cannabistherapie?

Ganz allgemein sollten alle Patienten, die eine Therapie mit Hanf-Präparaten benötigen, auch einen entsprechenden Zugang bekommen. Und alle Ärzte sollten die Möglichkeit haben, solche Medikamente einzusetzen.

Fallbeispiel (weiblich, 40 Jahre; Rheumatoide Arthritis)

Nach der Geburt meines ersten Kindes erkrankte ich mit 33 Jahren an Rheumatoider Arthritis. Vor der Geburt beobachtete ich Veränderungen der Gelenkbeweglichkeit, hatte Schmerzen in der Hüfte, aber all dies wurde der Schwangerschaft zugeschrieben. Nach der Geburt verschlimmerten sich die Probleme und sechs Wochen später war ich im Krankenhaus mit einer komplizierten Diagnose und in der Behandlung mit Kortikosteroiden.

Es ist schwierig, mit einer solchen Zukunft fertig zu werden, aber als ich nach einer Lösung außerhalb der medizinischen Kreise suchte, bin ich auf das Fasten gestoßen als einen Weg, meinen Körper zu reinigen und viele Krankheitsprobleme zu lindern. Ich habe in einer Gruppe unter qualifizierter Führung an einer zehntägigen Fastenkur teilgenommen, viel Bewegung gemacht und das Fasten einen Monat lang zu Hause weitergemacht. Danach habe ich die Medikamente vollständig abgesetzt und die Gelenkschmerzen kehrten nicht mehr zurück.

Ein Jahr nach der Geburt des zweiten Kindes kamen die Schmerzen wieder. Dieses Mal fastete ich auch drei Wochen, aber ohne Erfolg. Nach der Einführung von Schmerzmitteln und entzündungshemmenden Medikamenten suchte ich nach anderen Möglichkeiten. So traf ich auf Hanfprodukte. Darüber habe ich auch mit meiner Ärztin gesprochen, aber sie konnte mir nicht helfen, da sie auch nicht ausreichend dafür ausgebildet war. So begann ich, Hanfharz zu nehmen, ohne zu wissen, wie viel und welche Inhaltsstoffe es enthielt. Es half jedoch, ich begann die Dosierung von Medikamenten zu reduzieren, gleichzeitig kümmerte ich mich auch um gesunde Ernährung und moderate Bewegung. Die Schmerzen in den Gelenken nahmen mit der Zeit ab und später verschwanden sie vollständig. Die Situation hat sich stabilisiert.

Seit drei Jahren lebe ich ohne Gelenkschmerzen, ich esse gesund, bewege mich und nehme keine entzündungshemmenden Medikamente. Ich würde mir wünschen, dass Patienten frei über Heilmöglichkeiten entscheiden könnten und dass auch Hanf dazugehört. Ärzte sollten über Cannabinoide und die Wirkung von Hanf informiert und entsprechend ausgebildet werden, um Patienten den Zugang zur Vielfalt von Hanfprodukten gewährleisten zu können.

Hanf und Schmerz

Es ist eine der bemerkenswertesten Tatsachen, dass wir der Pflanzenwelt einen großen Teil unseres Verständnisses über den Schmerz verdanken. Weidenrinde (*Salix* spp.) führte zur Entwicklung von Aspirin und schließlich zur Aufklärung der schmerzstillenden Wirkung von Prostaglandinen (Gewebshormonen) und ihrer Rolle bei Entzündungen. Der Mohn (*Papaver somniferum*) besorgte das prototypische Betäubungsmittel, das Analgetikum Morphin und stimulierte die Entdeckung des Endorphin-Systems. Auch Capsaicin, der Bestandteil von scharfen Paprikaschoten (*Capsicum annuum* etc.), trug durch die Entdeckung der TRPV1-Kanäle zu unserem Verständnis von Schmerzmechanismen bei. Ebenso führte die Isolierung von THC aus *Cannabis sativa* L. zur Entdeckung des körpereigenen Endocannabinoid-Systems (ECS), das unter anderem auch Schmerzen moduliert.

Was Schmerzen bedeuten

Wir können Schmerz nicht objektiv messen. Doch wir alle kennen ihn. Der Schmerz kann in einem diskreten Bereich, wie bei einer Verletzung, eingedämmt werden oder aber diffuser sein, wie bei Fibromyalgie, einer chronischen Erkrankung, die durch lang anhaltende Schmerzen im Bereich der Wirbelsäule und des Brustkorbs gekennzeichnet ist.

Akute Schmerzen haben eine wichtige Bedeutung für unsere Entwicklung. Sie entstehen in der Regel als Zeichen für eine Gewebeschädigung und sind damit ein primäres Lernsignal für Gefahr und Bedrohungen. Schmerz ist ein Gefühl, das über Millionen von Jahren selektiert wurde, um Lebewesen beim Überleben zu helfen. Es gibt relativ gute Ansätze, um mit akuten Schmerzen umzugehen. Von Ruhe- und Verletzungserholung, Anwendung von Hitze oder Eis, nicht-steroidalen entzündungshemmenden Medikamenten (Aspirin, Ibuprofen …), über Opioid-(Betäubungs-)Medikamente bis hin zu Muskelrelaxans. Nach einiger Zeit ist die Verletzung geheilt, und wir sind bereit, das Leben wieder aufzunehmen, bereit, das zu tun, was auch immer als nächstes kommt. Doch auch bei der Behandlung von akuten Schmerzen gibt es Herausforderungen, die oft mit bestehenden Arzneimitteln nicht erfolgreich gemeistert werden können.

Die Situation bei chronischen Schmerzen ist ganz anders. Tiere zeigen in der Regel keine Hinweise auf chronische Schmerzen, in der Tierwelt wird ein solches Verhalten als Schwäche wahrgenommen und lädt zum Angriff ein. Im Gegensatz dazu scheint

> Schmerz ist in der Regel ein **primäres Lernsignal,** um bei drohender Gefahr reagieren zu können.

es, dass Menschen irgendwie gelernt haben, dass das Eingeständnis, chronische Schmerzen zu haben, Aufmerksamkeit und tröstende emotionale Reaktionen, manchmal sogar ökonomische Belohnungen auslöst. Diese Theorie umfasst sicherlich viele, aber definitiv nicht alle, die an chronischen Schmerzen leiden – und oftmals hilft keine Therapie.

Wir wissen, dass der Schmerz durch spezifische Nerven vermittelt wird, welche die Schmerzimpulse zum Gehirn leiten, wo ihre bewusste Wahrnehmung durch viele Faktoren verändert wird. Diese spezifischen Neuronen werden als »Nozizeptoren« bezeichnet, deren Aufgabe es ist, schädliche oder potenziell schädliche Reize zu erfassen und darauf zu reagieren, indem sie mögliche Bedrohungen an das Rückenmark und das Gehirn senden. Wenn das Gehirn die Bedrohung ernst nimmt, löst es das Gefühl des Schmerzes aus. Dabei wird die Aufmerksamkeit auf den entsprechenden Körperteil gelenkt, sodass die Bedrohung vermieden oder bewältigt werden kann. Diesen Prozess nennt man »Nozizeption«.

> Offenbar steht hinter jedem Schmerzempfinden ein **entzündlicher Prozess**.

Der Schwerpunkt der Behandlung chronischer Schmerzen lag bisher auf der Störung der Nozizeption an drei möglichen Stellen:
1. der Peripherie, an der die Schmerzreize empfangen werden,
2. im Rückenmark, das als ein Tor zur Übertragung von Schmerzen auf das zentrale Nervensystem dient, und
3. im Gehirn, wo die Verarbeitung von Schmerzempfindungen stattfindet.

Es gibt viele Theorien über die biochemischen Prozesse, die am Schmerz beteiligt sind. Eine davon hat in den letzten zehn Jahren viel Aufmerksamkeit auf sich gezogen. Es geht im Wesentlichen darum, das einheitliche Gesetz des Schmerzes zu finden, doch es scheint sich eine Theorie zu konkretisieren, wonach hinter jedem Schmerzempfinden eine entzündliche Reaktion oder ein entzündlicher Prozess steht. Dies impliziert auch einen anderen Fokus auf die Schmerzbehandlung, nämlich auf die dahinter liegende Entzündung.

Chronische Schmerzen können sich verändern. Das bezieht sich vor allem auf die Art, wie wir den Schmerz empfinden. Normalerweise erhöht sich das Schmerzempfinden, weil der Schmerz selbst die Funktionsweise des zentralen Nervensystems verändert. Damit wird ein Patient tatsächlich immer empfindlicher gegenüber Reizen. Dies wird als zentrale Sensibilisierung bezeichnet und findet im Gehirn sowie im Rückenmark statt. Das heißt, dass wir eine erhöhte biochemische Empfindlichkeit haben und sogar eine leichte Berührung die Neuronen dazu bringen kann, Schmerz auszulösen. Und es ist wie bei den meisten neuronalen Reaktionen: Je mehr wir sie praktizieren, desto stärker werden sie, denn nur so lernen wir. Im Fall von Schmerzen ist das nicht zu unserem Vorteil, denn je mehr Schmerz wir spüren, desto mehr wir diesen neuronalen Weg aktivieren, wird er vom Körper gespeichert. Damit haben wir keinen neuronalen Weg mehr, sondern eine Autobahn. Und ähnlich wie wir Autobahnen für die Bewältigung von Strecken bevorzugen, so tut das auch unsere Biochemie, was bedeutet, dass viele der Signale nun auf die Autobahn geschickt werden und zu Schmerzen führen.

In unserem Gehirn, wo wir alle Schmerzempfindungen verarbeiten, gibt es auch Veränderungen, die bei chronischen Schmerzen stattfinden. So scheint es, dass die wichtigsten in den Gliazellen stattfinden, jenen Zellen, welche die gesunde Funktion der Nervenzellen unterstützen. Wenn wir Nozizeptoren aktiviert haben, reagieren die Gliazellen mit der Produktion von Molekülen, welche die Nervenzellen für Schmerzen sensibilisieren. Bei chronischen Schmerzen kommt es zu einem Überfluss dieser Moleküle, sodass die Nervenzellen im Gehirn ständig schmerzempfindlich sind und selbst wenn ein winziges Signal kommt, massiv reagieren. Gleichzeitig lösen diese Moleküle auch entzündliche Reaktionen aus, sodass es bei chronischen Schmerzen unvermeidlich ist, geringe chronische Entzündungen im zentralen Nervensystem zu haben. Und Entzündungen sind das Letzte, was wir wollen, besonders in unserem Gehirn. Was können wir also tun?

Schmerz und das ECS

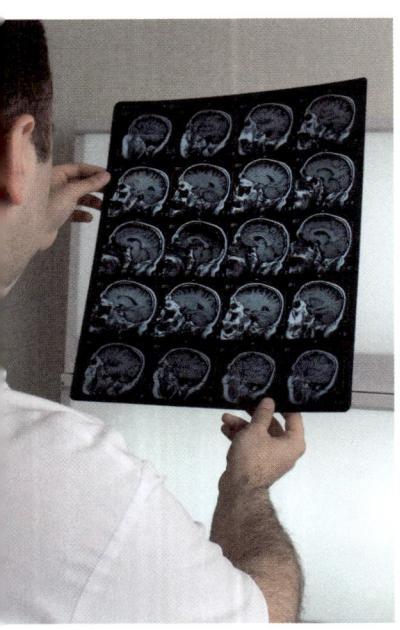

Cannabis wurde länger als die geschriebene Geschichte der Menschheit gegen Schmerzen angewandt. Trotzdem werden in der modernen pharmazeutischen Medizin viele botanische Rezepte als ineffektive Kräuterbrühen von Großmüttern wahrgenommen. Glücklicherweise ist die Wissenschaft jetzt auf dem Vormarsch, die sich auf die Wirkweise von Pflanzeninhaltsstoffen konzentrieren, darunter auch Cannabinoide gegen Schmerzen.

Wir finden Elemente des Endocannabinoid-Systems auf allen drei Ebenen der Schmerzempfindung, von den peripheren Nozizeptoren über das Rückenmark bis hin zum Gehirn. Die Cannabinoid-Rezeptoren spielen eine entscheidende Rolle, ebenso wie die Endocannabinoide. Sie werden bei einem Stressreiz nach Bedarf produziert und dämpfen Schmerzen. Endocannabinoide wurden umfassend auf diese Effekte untersucht. Sie sind dafür bekannt, dass sie Folgendes produzieren:

- Allgemeine Analgesie (Schmerzfreiheit);
- angstbedingte Analgesie;
- Unterdrückung der exponentiell progressiven Zunahme der neuronalen Aktivierung mit wiederholter Stimulation;
- Unterdrückung von zentralen Schmerzen;
- Unterdrückung der peripheren Hyperalgesie (Überempfindlichkeit) und Sensibilisierung.

Es ist bekannt, dass bei einer körperlichen Verletzung viel Anandamid produziert wird, um das Schmerzempfinden zu dämpfen. Dies ist ein lebenswichtiger Überlebensmechanismus, damit wir in der Lage sind, in extremen Situationen zu funktionieren, um zum Beispiel ein brennendes Auto schnellstmöglich zu verlassen. Wenn wir all die Schmerzen von Verletzungen sofort spürten, wären wir überhaupt nicht in der Lage zu reagieren. Deshalb können wir manchmal feststellen, dass wir erst ein oder zwei Tage nach der Verletzung Schmerzen bemerken, die wir vorher überhaupt nicht wahrgenommen haben. Cannabinoide haben auch stark entzündungshemmende und antioxidative Effekte bei der Schmerzempfindung, insbesondere bei chronischen Schmerzen. Und sie modulieren die Funktion der Gliazellen und die Aktivität an den Nervensynapsen.

Das ECS reguliert und fördert ein biochemisches Gleichgewicht an allen Orten der Schmerzempfindung von der Peripherie bis zum Gehirn und auf allen Ebenen, von der Nozizeption bis zur Entzündung. Auch die autonomen Reaktionen wie Veränderungen des Blutdrucks, der Herzfrequenz und der Atmung werden vom ECS beeinflusst.

> Die entzündungshemmenden Effekte der Cannabinoide wirken auf die **Schmerzempfindung.**

Schmerzbehandlung mit Cannabinoiden

Es gibt weltweit Tausende von Geschichten über die Wirksamkeit von Cannabinoiden bei Schmerzen, von Fibromyalgie über Migräne bis hin zu verletzungsbedingten Schmerzen und krebsbedingten Schmerzen. Viele der Patienten haben ihre Geschichten in Blogs und YouTube-Videos veröffentlicht. Als ich nach Feedback zu den Erfahrungen von Patienten bei Schmerzen fragte, gab es so viele positive Erfahrungen, dass es schwierig war, einen Fall auszuwählen. Für die Indikation »Schmerzen« gibt es auch eine Reihe von klinischen Studien, die synthetisches, pflanzliches und gerauchtes Cannabis betroffen haben.

Studien über Schmerzen

Studien mit synthetischen Cannabinoiden haben verschiedene Ergebnisse gezeigt, meist wurden **Dronabinol** und **Nabilone**

Ein seltsamer Fall

Es gibt einen sehr interessanten Fallbericht, der deutlich zeigt, wie wichtig das Endocannabinoid-System für die Schmerzempfindung ist und wie es mit unseren Emotionen verbunden ist. Es geht um eine 71-jährige Frau, die keine Schmerzen oder Ängste spürt. Ihre Stress- und Depressionstests zeigen null, sie ist jedoch seit jeher sehr vergesslich. Die ehemalige Lehrerin hat gebrochene Gliedmaßen, Schnitte und Verbrennungen, Geburten und zahlreiche chirurgische Eingriffe mit wenig oder gar keinen Schmerzen erlebt. Als sie acht Jahre alt war, brach sie sich den Arm und sagte es tagelang niemandem. Beim Bügeln verbrannte sie sich oft selbst, hatte mehrfach Schnitte, aber keine Schmerzen, Wunden heilten schnell. Als sie einen Autounfall hatte, stieg sie ruhig aus ihrem zerstörten Auto aus, um den zitternden jungen Fahrer zu trösten, der den Autounfall miterlebt hatte. Erst später bemerkte sie ihre Verletzungen. Einige Jahre lang hatte sie Probleme mit ihrer Hüfte, aber ihr Arzt nahm es nicht ernst, da sie keine Schmerzen hatte. Als sie sich schließlich röntgen ließ, zeigte sich eine massive Verschlechterung des Gelenks, und ihre Hüfte musste ersetzt werden. Während sie im Krankenhaus war, bemerkten die Ärzte, dass ihre Daumen durch Arthrose verformt waren. Sie buchten sie sofort für eine Zweihand-Operation ein, die von einem Chirurgen als »qualvoll« beschrieben wurde, aber sie fühlte nach der Operation fast keine Schmerzen. Dies war für Ärzte so ungewöhnlich, dass sie Gentests empfahlen. Sie fanden zwei Mutationen, die beide das Enzym FAAH beeinflussen, welches das Endocannabinoid Anandamid abbaut. Die Mutationen führen zu einer Erhöhung des Anandamids, und tatsächlich hat diese Frau doppelt so viel Anandamid wie die durchschnittliche Bevölkerung. Das erklärt die Schmerzfreiheit, die Glücksgefühle, Stressresistenz, aber auch die Vergesslichkeit. Würden wir nicht alle ab und zu eine solche Mutation haben wollen?

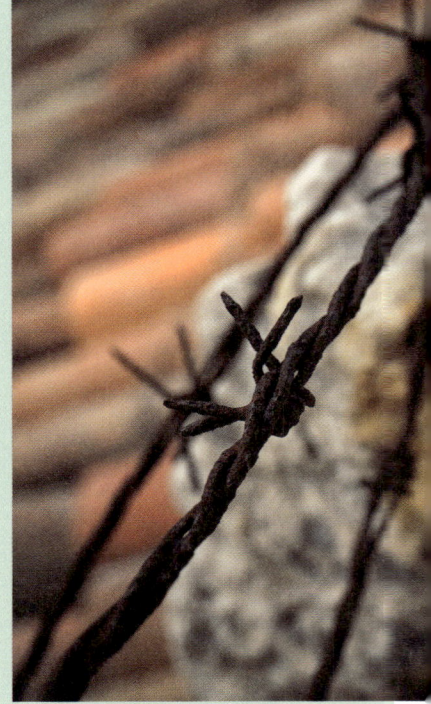

verwendet, beides THC-Analoge. Normalerweise werden in klinischen Studien Patienten mit spezifischen Schmerzsymptomen ausgewählt. Deswegen ist es schwierig, allgemeine Schlussfolgerungen zu ziehen wie jene für **Dronabinol**:

- Von Vorteil bei Schmerzen bei Multipler Sklerose;
- eine doppelblinde Crossover-Studie an chronischen Nicht-Krebs-Schmerz-Patienten behandelt mit Opioiden zeigte eine Verbesserung gegenüber Placebo;
- Open-Label-Studien mit chronischen neuropathischen Schmerzen – kein signifikanter Vorteil war erkennbar, Bericht von starken Nebenwirkungen;
- keine Wirkung bei postoperativen Schmerzen;
- bei Patienten mit Rückenmarksverletzungen war die Wirkung ähnlich wie bei herkömmlichen Schmerzmitteln.

Nabilone ist stärker als THC und baut sich langsamer ab, wobei seine Wirkung ähnlich wie THC ist. Die Schlussfolgerungen einiger der Studien waren:

- Kleine doppelblinde Studie zeigte eine Verbesserung des Schmerzes mit Nabilone im Vergleich zu Placebo bei Patienten mit gemischten Spastik-Syndromen;
- doppelblinder Crossover-Vergleich von Nabilone zu einem Opioid-Medikament bei chronischen neuropathischen Schmerzen zeigte eine vergleichbare Wirkung;
- unkontrollierte Studie mit 82 Krebspatienten auf Nabilone stellte eine Verringerung des Schmerzes fest;
- eine Studie mit 40 Patienten mit Fibromyalgie zeigte signifikante Rückgänge bei Schmerzen und Angstzuständen Nabilone versus Placebo;
- eine Open-Label-Studie für peripherale neuropathische Schmerzen von Nabilone versus **Gabapentin** fand die beiden Medikamente vergleichbar effektiv bei Schmerzen und anderen Symptomen;
- eine Studie an 41 postoperativen Probanden zeigte, dass eine hohe Dosis von Nabilone kombiniert mit Morphium den Schmerz erhöht hat.

> Es ist schwierig, bezüglich der Behandlung von Schmerzsymptomen **allgemeine Schlussfolgerungen** zu ziehen.

Sativex® ist ein Extrakt aus der Pflanze, das als Spray geliefert wird. Es enthält THC und CBD, andere Cannabinoide und Terpenoide sowie Ethanol- und Propylenglykol-Trägerstoffe sowie Pfefferminzaromen. In Kanada ist es bereits für Spastik und neuropathische Schmerzen bei Multipler Sklerose sowie für die Behandlung von Krebsschmerzen zugelassen. Ein Spray von Sativex ergibt

2,7 Milligramm THC und 2,5 Milligram CBD sowie zusätzliche Komponenten. Die meisten Patienten stabilisieren sich bei acht bis zehn Sprays pro Tag nach sieben bis zehn Tagen und erreichen so eine Schmerzkontrolle ohne psychoaktive Effekte. **Sativex** wird in der Regel zu optimierten Schmerzregimen hinzugefügt und wurde bei folgenden Symptomgruppen getestet:

- chronischen hartnäckigen Schmerzen;
- zentralem neuropathischem Schmerz. Hier liegt der Auslöser im Rückenmark und/oder im Gehirn. Zu den Ursachen gehören Rückenmarksverletzungen;
- peripherem neuropathischem Schmerz. Das sind alle Schmerzen, die nicht zum Gehirn oder Rückenmark gehören;
- neurogene Schmerzen, die auf einer Verletzung oder Schädigung peripherer bzw. zentraler Nerven beruhen;
- Schmerzen bei rheumatoider Arthritis;
- Schmerzen nach Wirbelsäulenoperationen;
- hartnäckigen Krebsschmerzen.

Die meisten Studien zeigten eine Verbesserung der Schmerzen. Bewegung und Morgensteifigkeit wurden bei rheumatoider Arthritis verbessert und auch der Schlaf wurde bei den meisten Patienten optimiert. Die zunehmende Verbreitung von Sativex wird durch den hohen Preis, das begrenzte Wissen der Ärzte und die geringe Verfügbarkeit in Europa eingeschränkt.

Das wirkliche Leben im Schmerz

Bei Schmerzpatienten ist das Rauchen die bevorzugte Option, da die Effekte in zehn bis 15 Minuten spürbar sind. Damit ist auch die Dosierung leicht einstellbar und man raucht mehr, bis die gewünschte Schmerzlinderung erreicht wird. Wie bereits in anderen Kapiteln erwähnt, ist das Rauchen jedoch die am wenigsten geeignete Option, Cannabinoide in unserem Körper aufzunehmen. Um die für den Schmerz wichtigen Vorteile, die schnelle Wirkung und die Dosisanpassung zu erhalten, aber die Nachteile des Rauchens zu vermeiden, wird die Vaporisierung sehr empfohlen.

Ein Großteil der Studien über Schmerzen konzentrierte sich auf die Auswirkungen von THC oder Molekülen, welche die Auswirkungen von THC imitieren. Dies ist ein guter Ansatz bei akuten Schmerzen oder schweren Episoden bei chronischen Schmerzen. Immer mehr Erfahrungen und Daten zeigen auf die Bedeutung von CBD und anderen pflanzlichen Cannabinoiden bei chronischen Schmerzen. Das hat Sinn, wenn wir uns die entzündliche

Schmerztheorie ansehen und auch die zentrale und periphere Sensibilisierung, die bei chronischen Schmerzen stattfindet. CBD ist als stark entzündungshemmend bekannt und reguliert die neuronale Funktion. Es moduliert auch das Endocannabinoid-System, insbesondere in Bezug auf Anandamid. Es reduziert dessen Abbau und Wiederaufnahme, bindet an TRPV und andere Rezeptoren. Von CBD können wir keine sofortige Schmerzlinderung erwarten, aber seine Anwendung über einen Zeitraum von einigen Monaten kann zu Desensibilisierung, Schmerzlinderung, verbessertem Schlaf und allgemeinem Wohlbefinden führen.

Auch andere Phytocannabinoide zeigen Potenzial zur Linderung chronischer Schmerzen. Und neben den Cannabinoiden haben auch einige Terpene eine schmerzlindernde Wirkung. Myrcen zeigt eine schmerzstillende, opioidähnliche Wirkung und reduziert Entzündungen. b-Caryophyllene zeigt entzündungshemmende Aktivität und gastrische zytoprotektive, also die Zelle schützende Aktivität, die in Kombination mit einigen Schmerzmedikamenten vorteilhaft sein können. Und Linalool wirkt als wirksames Lokalanästhetikum.

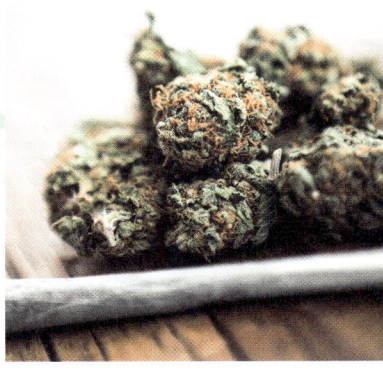

Bei Schmerzpatienten ist das Rauchen die bevorzugte Option

Zukunftsperspektiven

Es ist wichtig, die Schmerzursache zu diagnostizieren und mit den bestmöglichen Optionen zu behandeln. Die Wahrnehmung von Schmerzen und deren Auswirkungen auf das Leben der Patienten ist sehr individuell. Viele Aspekte der Schmerzreaktion werden durch kulturelle Faktoren beeinflusst, aber es handelt sich um einen starken physiologischen Reflex, der nach einem schmerzhaften Stimulus stattfindet und im Lauf der Evolution verstärkt wurde. Chronische Schmerzen müssen in vielen Facetten interdisziplinär angegangen werden, da es viele Komponenten gibt, die die Schleife der Schmerzen am Laufen halten. Das Wissen über die stattfindenden Prozesse, die Endlosschleife, die chronische Schmerzen ausmacht, und die Sensibilisierung kann auch für Patienten im Umgang mit dem Schmerzempfinden sehr nützlich sein.

Cannabinoide haben ein enormes Potenzial bei der Schmerztherapie, das nicht mehr ignoriert werden kann. Für die Zukunft könnten Cannabinoide, die die Blut-Hirn-Schranke nicht überschreiten, von Vorteil sein, um lokale Schmerzlinderung zu bieten und psychoaktive Effekte zu vermeiden. Ein großes Potenzial liegt in der Unterstützung und Steigerung des Gehalts an Anandamid und 2-AG, den beiden wichtigsten Endocannabinoiden. Hier sollte entweder die lokal erhöhte Produktion oder die Hemmung des Abbaus im Fokus stehen.

→ Interview mit Dr. Martin Pinsger

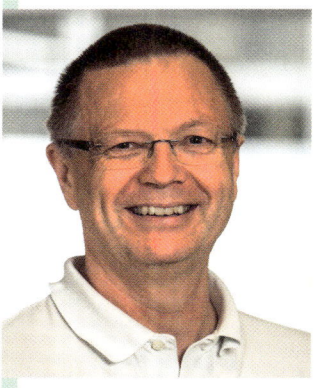

Dr. med. univ. Martin Pinsger ist Facharzt für Orthopädie und multimodale Schmerztherapie im Schmerzkompetenzzentrum Bad Vöslau

Wie und wann haben Sie sich mit Cannabinoiden in Ihrer Praxis auseinandergesetzt?

Das Cannabisseminar von Walter Zieglgänsberger im Jahr 2001 im Rahmen des Deutschen Schmerzkongresses hat mich dazu hingeleitet. 1998 wurde in Österreich das Suchtmittelgesetz novelliert und dem kalifornischen *Compassionate Act* angepasst. Damals war der Einsatz von Opiaten in der Schmerztherapie das große Thema. 2003 erfolgte eine kontrollierte, randomisierte und doppelblinde Studie unserer Arbeitsgruppe, bei der sich 85 Prozent der chronischen Schmerzpatienten nach zirka acht Monaten für Cannabinoide entschieden.

Bei welchen Indikationen und medizinischen Situationen waren Cannabinoide am erfolgreichsten?

In den Medien erfolgt die Berichterstattung über Cannabis-Medizin verkürzt und polarisiert. Das ist wenig hilfreich. Eigentlich sollte die Versorgung der Bevölkerung bei kontrolliertem medizinischem Vorgehen unproblematisch sein. Die Richtlinien der Deutschen Schmerzgesellschaft 2018 sind eindeutig: 90 Prozent Konsens bei chronischem Schmerz, Neuropathie, Onkologie und MS.

Haben Patienten und Angehörige Fragen über die Möglichkeiten der Therapie mit Canabinoiden?

Viele Patienten kommen mit der Bitte um Verschreibung von Cannabinoiden zu uns in die Praxis. In der Bevölkerung ist derzeit eine Art Hype zu verzeichnen und das endet auch oft in Frustration. Nicht jeder spricht auf Cannabinoide an, und die Information über THC, CBD etc. in der Öffentlichkeit ist ungenügend.

Welche sind die häufigsten Hindernisse, denen Sie als Arzt begegnen, wenn es um eine Cannabinoid-Therapie geht?

Bei den österreichischen Ärzten ist das Interesse im Zunehmen. Leider gibt es viel zu wenig Fortbildung und Lehrgänge. In den Spitälern dominieren Operationen und Interventionen. Im niedergelassenen Bereich gibt es extreme Überforderung, Zeitmangel und dadurch wenig Motivation, sich für den Patienten bei den Krankenkassen für Cannabis-Medizin stark zu machen.

Was wünschen Sie sich für die Zukunft der Cannabistherapie?

»Compassion« heißt auf deutsch Barmherzigkeit. Nun, das ist ein sehr verstaubter Begriff, dennoch würde ich dazu empathisch oder würdevoll sagen. Eine empathische, würdevolle Schmerztherapie benötigt nicht nur Opiate, sondern ebenso Cannabinoide. Diese beiden endogenen Systeme sind die Eltern der Schmerztherapie.

Fallbeispiel (weiblich, 45 Jahre; chronischer Schmerz)

Schmerzen lernte ich schon früh kennen, denn ich hatte bereits in der Pubertät schlimme Rückenschmerzen, die aber nicht wirklich ernst genommen wurden. Wir waren zwar bei Orthopäden, aber da hieß es: »Mehr Sport für Muskelaufbau!« So war ich reiten, schwimmen und habe Leichtathletik gemacht. Mit 26 Jahren bekam ich mein erstes Kind, ich hatte immer noch Schmerzen, die ich versuchte, mit Physiotherapie, Gymnastik und teilweise Schmerzmitteln in den Griff zu bekommen.

Drei Jahre später erwarteten wir unser zweites Kind. Im zweiten Drittel der Schwangerschaft wurden die Schmerzen unerträglich. Wieder sagten die Ärzte, ich solle durchhalten, nach der Geburt würde alles wieder gut. Das Baby musste nach vielen Stunden Wehen mit Notkaiserschnitt auf die Welt geholt werden. Nach dem Aufwachen war meine rechte Körperhälfte zum Teil gelähmt. Ich konnte nicht gehen, spürte mein Bein und den Fuß nicht mehr richtig. Zwei Tage nach der Geburt wurde ich an der Wirbelsäule operiert. Ich nahm keine Schmerzmedikamente, ich wollte unbedingt stillen. In den nächsten Jahren hatte ich einen Bandscheibenvorfall nach dem anderen, teilweise mit Lähmungserscheinungen. Die Bandscheibenfaserringe gingen so stark auf, dass eine größere Menge an Bandscheibenkerngewebe in den Rückenmarkskanal austrat.

Ich ging von Arzt zu Arzt, versuchte viele Therapien, suchte Schmerzambulanzen auf, immer auf der Suche nach Hilfe. Ich hatte mehrere Operationen, viele Stunden Physiotherapie, ambulante Rehabilitationen. Doch keine der Therapien brachten Schmerzfreiheit. Ich nahm hoch dosierte Opiate, Antidepressiva, Neuroleptika (aufgrund der Neuropathien), teure Schmerzpflaster, ließ Nerven veröden und Radiofrequenz über mich ergehen. Ich wusste nicht, dass diese Medikamente, die ich verschrieben bekam, abhängig machten, das wurde mir bewusst, als ich ins

Spital musste und die Medikamente abgesetzt wurden. Danach wurde mir wieder ein anderes Opiat verschrieben. Ohne Medikamente waren die Schmerzen nicht auszuhalten. Ich war zu diesem Zeitpunkt 36 Jahre alt und bereits sieben Mal operiert.

2010 traf ich im Krankenhaus Dr. Pinsger. Er behandelte anders und meinte, wir müssen von den Opiaten und den Operationen wegkommen. Ich bekam Physiotherapie, Injektionen und begann eine Psychotherapie. Dazu nahm ich Nabilone, das heutige Canemes. Die Wirkung setzte schon nach wenigen Tagen ein. Schmerzmäßig hat sich am Anfang wenig getan. Auffallend war aber, dass eine gewisse Distanz zum Schmerz eingesetzt hat. Ich konnte schlafen, das hatte ich sehr vermisst. Ich kam zur Ruhe. Ich konnte sogar wieder Teilzeit arbeiten gehen, wieder Freunde treffen.

Ich kam von den Opiaten und den Neuroleptika los. Eineinhalb Jahre hat dieser Prozess gedauert. Das Gute an diesem Medikament war auch, dass ich jederzeit aufhören konnte. Ich wurde nicht süchtig. Ich denke, dass mir diese begleitenden Therapien und Canemes das Leben gerettet haben. Heute komme ich ohne Medikamente aus. Bei Schmerzschüben greife ich noch manchmal zu Canemes. Die Schmerzen sind immer noch da, mal mehr, mal weniger. Heute gibt es wieder Lachen in meinem Leben – mit meinen Kindern, mit Freunden, mit meinem Partner.

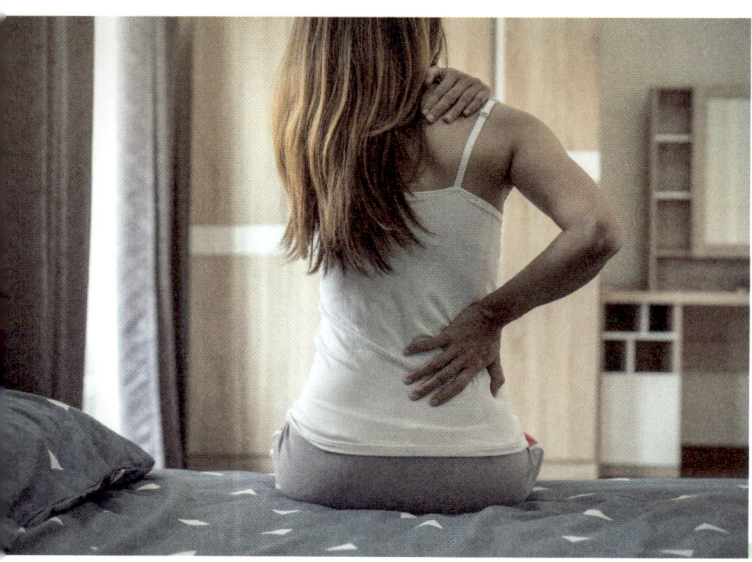

Cannabis und Schmerzmittel – ein kongeniales Paar

Ein wichtiger Aspekt ist die Kombination von Cannabinoiden mit anderen Schmerzmitteln. Aus den Studien und auch aus Patientenberichten ist ersichtlich, dass Cannabinoide sehr gut als Ergänzung zu bestehenden Schmerzmitteln eingesetzt werden können. In vielen Fällen zeigt die Kombination sogar eine überlegenere Schmerzlinderung als bei der Einnahme von Medikamenten allein. Angesichts des breiten Opioidkonsums hat dies eine noch größere Bedeutung. Mehrere wichtige Implikationen für die Kombination wurden beobachtet, denn Cannabinoide verhindern die Opioidtoleranz, reduzieren Entzugserscheinungen und aktivieren Schmerzlinderung durch Opioide nach Wirkungsverlust. Diese Kombinationen ermöglichen niedrigere Dosen von Opioiden mit denselben Wirkungen, was die Häufigkeit oder Schwere von unerwünschten Nebenwirkungen minimiert. Cannabinoide lindern Schmerzen durch eine Vielzahl von Rezeptor- und Nicht-Rezeptor-Mechanismen, einschließlich direkter analgetischer und entzündungshemmender Effekte, modulierender Wirkungen auf Neurotransmitter und Wechselwirkungen mit endogenen und verabreichten Opioiden.

Bei Schmerzen spielt auch der Verabreichungsweg eine wichtige Rolle. So ist es bei chronischen Schmerzen wichtig, dass die Patienten den besten Weg finden, um Schmerzen in Schach zu halten und erholsamen Schlaf zu bekommen. In der Regel ist eine Kombination aus mehreren Verabreichungsformen am besten. Die Inhalation hat einen schnellen Höhepunkt, doch die Wirkung lässt schnell nach, die orale Einnahme benötigt 60 bis 90 Minuten, um wirksam zu werden, hält aber bis zu fünf Stunden, und die Zäpfchen sind bis zu acht Stunden lang wirksam. Bei Betroffenen gibt es ein hohes Maß an Variabilität in der Resorption und in der Pharmakokinetik, also dem Wissen über die Effekte, denen ein Arzneimittel im Organismus unterliegt. Deshalb ist es noch wichtiger, dass die Schmerzbehandlung mit Cannabinoiden individuell angepasst und von einem Arzt überwacht wird.

Hanf und Darm

Coautor: Dr. Željko Perdija, Facharzt für Innere Medizin

Der Darm – Zentrum des Körpers

Der Darm ist ein komplexes System, das sich vom Magen bis zum Anus erstreckt und aus zwei Segmenten besteht, dem Dünndarm und dem Dickdarm. Wir stellen sie uns normalerweise als Röhren vor, die sich in der Mitte unseres Körpers befinden und unser Essen verdauen. Der Dünndarm ist in der Regel zwischen sechs und sieben Meter lang und hat die Hauptfunktion, die Nährstoffe aus der Nahrung (einschließlich Kohlenhydrate, Proteine, Lipide und Vitamine) in das Blut aufzunehmen. Der Dickdarm ist etwa 1,5 Meter lang. Seine Hauptfunktion ist, Wasser aufzunehmen.

Wir haben das Gefühl, unseren Darm gut zu kennen. Doch er ist viel mehr als ein hohler Schlauch, der Nahrung verdaut. Der Darm ist ein komplexes System und es scheint, dass wir sehr wenig darüber wissen. Als Mikrobiologin fasziniert mich dieses Organ, da dort eine große Anzahl von Bakterien meist im besten Einverständnis mit unserem Organismus lebt. Der Darm ist für Bakterien so etwas wie eine Megacity: Es gibt 100 Billionen Einwohner mit einer riesigen Vielvölkerschaft. Da ist ganz schön viel los.

Wir haben freilich ein etwas diffuses Bild vom Darm als hinter dem Nabel verwickelt liegendes Organ. Doch zur Oberflächenvergrößerung des Darms ist die Darmschleimhaut sehr faltig und mit tentakelartigen mikroskopischen Strukturen, den sogenannten Villi intestinales, bedeckt. Jeder Villus wird seinerseits wiederum mit Mikrovilli bedeckt. Damit wird die Oberfläche 40-mal größer als unsere Haut. Zum Vergleich müsste unser Darm über 20 Meter lang sein, würde er sich auf diese Weise nicht falten können. Den Dünndarm bekommen selbst Ärzte selten zu sehen, wird doch mit einer Colonoskopie nur der Dickdarm untersucht. Wer aber die Möglichkeit hat, seinen Dünndarm mittels einer winzigen Kamera zu betrachten, wird spektakuläre Bilder zu sehen bekommen.

Der Darm braucht zur Erledigung seiner Arbeit viel Oberfläche. Die Oberfläche der Darmschleimhaut im Dünndarm beträgt bei einem Erwachsenen etwa 30 Quadratmeter und etwa zwei Quadratmeter im Dickdarm. Alle diese kleinen Falten sind ein Zuhause für freundliche Bakterien. Der Darm ist die Heimat der Immunzellen, er produziert etwa 20 verschiedene Hormone (weit mehr als unsere reproduktiven Organe), hilft bei der Aufnahme von Nährstoffen, bei der Synthese von Vitaminen und hat ein

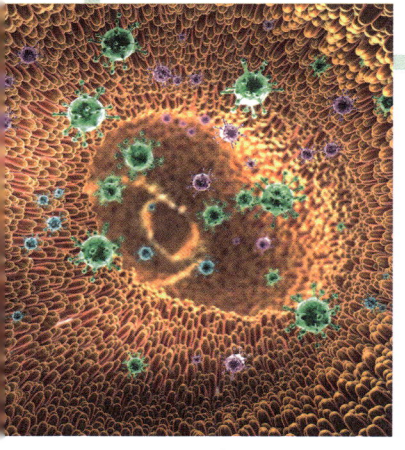

Die Darstellung der mikroskopischen Nahaufnahme des Dünndarms zeigt Viren und Villi

außergewöhnlich komplexes Nervensystem. Hier interagieren zahlreiche verschiedene Zelltypen, darunter Epithelzellen, Drüsenzellen, Muskelzellen, Neuronen, Immunzellen und natürlich die Darmflora. Etwa 80 Prozent unserer Immunzellen befinden sich im Darm, denn hier können sie auf die unterschiedlichsten potenziellen Krankheitserreger treffen. Der Darm ist eigentlich wie ein Trainingslager für unser Immunsystem. Dort lernen die Immunzellen die Unterschiede zwischen den pathogenen und den freundlichen Bakterien kennen. Auf dem Weg zum Darm durchqueren die Immunzellen unser Gewebe und lernen zu erkennen, was unser ist. Die Immunzellen, die beides nicht tun, dürfen nicht in die Blutbahn gelangen. Der Darm ist also auch eine harte Schule.

Das Darm-Mikrobiom

Die Darmanatomie ist nicht nur viel mehr als nur eine Röhre, deren Funktion bloß die Verdauung von Nahrung wäre. Nein, sie ist wahrscheinlich der lebendigste und vielgestaltigste Ort in unserem Körper. Nur ein Milliliter des Darminhalts enthält etwa eine Milliarde (10^{12}) Bakterien. Zum Vergleich: Würden wir diese Bakterien gemeinsam abwiegen können, kämen in etwa ein bis zwei Kilogramm auf die Waage. Außerdem haben diese Bakterien drei Millionen Gene. Im Vergleich dazu wirkt unser menschliches Genom mit nur 23.000 Genen wie ein winziger Zwerg. Aus diesen Genen produzieren die Bakterien ein riesiges Spektrum an Molekülen, viele von ihnen mit der Aufgabe, mit uns, vor allem aber mit unserem Gehirn zu kommunizieren. Eine starke Verbindung zwischen Darm und Gehirn ist keine Überraschung, wir alle haben es schon gespürt. Wenn wir gestresst sind oder etwas emotional Intensives geschehen ist, können wir im Extremfall erbrechen oder Durchfall bekommen. Und wenn wir verliebt sind, ist unser Bauch so glücklich, dass wir nicht einmal etwas zu essen brauchen.

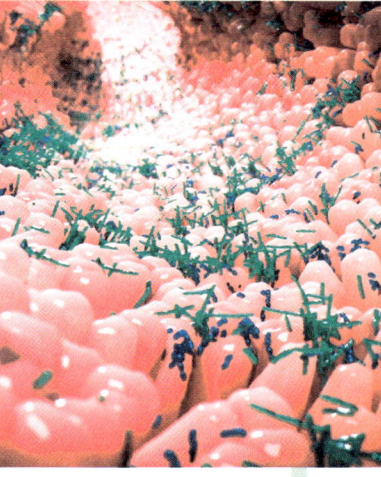

Das intestinale Mikrobiom: Bakterien besiedeln den Dünndarm

Wissenschaftler untersuchten die Kommunikation zwischen den Darmbakterien und unserem Körper und fanden heraus, dass hier viele Informationen ausgetauscht werden. Sie nennen es die Gehirn-Darm-Achse. Der überraschende Teil war nicht, dass die Kommunikation stattfindet, sondern die Richtung. Es wurde angenommen, dass das Gehirn hauptsächlich jenes Organ ist, das Nachrichten sendet. Es stellte sich aber heraus, dass der Darm viel mehr zu sagen hat. 90 Prozent der Signale wandern vom Darm zum Gehirn und nur zehn Prozent in die andere Richtung. Es gibt einen Nerv, den Vagusnerv, der wie eine superschnelle Wi-Fi-Verbindung zwischen Darm und Gehirn fungiert. Es ist der schnellste Kommunikationsweg, und es gibt Möglichkeiten, diesen Nerv zu stimulieren, was bereits in der Medizin zur Behandlung von Depressionen untersucht wurde.

Das Gehirn ist in der Regel ein sehr isoliertes Organ im Inneren des Schädels, das durch die Blut-Hirn-Schranke und zusätzlich durch mehrere Schichten von Barrieren von den anderen Organen getrennt ist. Es braucht also ein gutes Informationssystem, um zu wissen, was im Körper passiert. Der Darm hingegen ist ein offenes System, wo »Action« herrscht, also der beste Bote für das Gehirn. Aus dieser Perspektive ist der Darm nicht nur unser zweites Gehirn, sondern er könnte sogar das erste sein. Interessanterweise erreichen die Signale aus dem Darm nicht alle Bereiche des Gehirns, sondern vor allem jene für emotionale Verarbeitung, Moral, Angst, Gedächtnis und Motivation. So ist es keine Überraschung, dass Mikroben im Darm beeinflussen, wie wir uns fühlen und wie wir entscheiden. Damit sind sie aber sehr wichtig für die allgemeine Homöostase, also das Gleichgewicht im Körper. Ein gesundes und ausgewogenes Ökosystem wird als **Eubiose** bezeichnet (vom griechischen Präfix »eu« für gut). Die **Dysbiose** beschreibt einen Zustand außerhalb der Homöostase.

Wie sehr wir von diesen winzigen Mikroben abhängig sind, zeigt sich am besten, wenn wir uns Tiere ansehen, die in einem Labor ohne Mikrobiom aufgezogen werden. Keimfreie oder sterile Tiere, die aseptisch geboren, aufgezogen und gepflegt werden, sind steril, haben keine Mikroben an oder in sich. Sie sind nicht sehr gesund und haben Anomalien in vielen Organsystemen, vom Immunsystem bis zum Herz-Kreislauf-System, und sie verhalten sich auch anders. Einige Symptome werden umgekehrt, wenn sie Bakterien bekommen, andere erfordern Mikroben an kritischen Punkten in der Entwicklung des Tieres und können nicht rückgängig gemacht werden.

Ein interessantes Beispiel: Als depressive Mäuse mit *Lactobacillus rhamnosus* gefüttert wurden, fühlten sie sich besser und hatten weniger Stresshormone. Als Ähnliches am Menschen getestet wurde, konnte beobachtet werden, dass nach vier Wochen der Nahrungsergänzung die guten Bakterien einige Bereiche des Gehirns veränderten, vor allem die für emotionale Verarbeitung und Schmerz.

Aus dieser Perspektive hat das alte Hippokrates-Sprichwort »Alle Krankheiten beginnen im Darm« eine ganz neue Dimension.

> Die **Signale aus dem Darm** erreichen die Bereiche des Gehirns für emotionale Verarbeitung, Moral, Angst, Gedächtnis und Motivation.

Das Endocannabinoid-System im Darm

Schauen wir uns nun an, was das Endocannabinoid-System (ECS) im Darm macht. Studien haben im Lauf der Jahre gezeigt, dass Endocannabinoide eine wichtige Rolle bei der Erhaltung der Gesundheit des Darms spielen, denn alle Komponenten des ECS finden wir im Darm. Cannabinoid-Rezeptoren und die Endocannabinoide beteiligen sich an vielen Prozessen, von der Regulierung der Darmbeweglichkeit, über die Sekretion bis zur Durchlässigkeit der epithelialen Barriere. Dazu kommen im Darm noch weitere wichtige Rezeptorentypen. Sie alle bestimmen den Verlauf von Darmentzündungen und Darmkrebs und sind wichtig für die Wirkung von Cannabinoiden im Darm.

Auch die wichtigsten Endocannabinoide, **Anandamid** und **2-AG**, sind im gesamten Verdauungstrakt zu finden (vom Epithel bis zu den Muskelschichten der Darmwand und den Darmneuronen), ebenso wie die Enzyme für ihre Produktion und ihren Abbau.

Zwei weitere Cannabinoid-ähnliche Moleküle sind im Darm wichtig:
- Palmitoylethanolamid (PEA)
- Oleoylethanolamid (OEA)

Obwohl es sich bei den beiden per Definition nicht um Endocannabinoide handelt, sind sie zu einem gewissen Grad Anandamid-ähnlich. PEA und OEA binden jedoch nicht an die Cannabinoid-Rezeptoren, können diese aber indirekt aktivieren. Mehrere PEA- und OEA-Effekte auf den Darm werden durch PPARα vermittelt, aber das ist nicht der einzige Mechanismus. Der von OEA wird durch den Rezeptor GPR119 aktiviert und ist nur ein Beispiel für die zusätzlichen Ziele, die nach und nach als ein Teil des erweiterten Endocannabinoid-Systems entziffert werden.

Die Cannabinoid-Rezeptoren sind auch im Darm sehr dicht besiedelt. Der CB1-Rezeptor wird im gesamten GI-Trakt exprimiert, mit den höchsten Expressionsstufen im Magen und Dickdarm. Im Dickdarm ist er in Epithelzellen, glatten Muskeln und im Nervensystem des Verdauungstraktes vorhanden. Der CB2-Rezeptor befindet sich in den Immunzellen, aber auch im enterischen Nervensystem (ENS). Andere Rezeptoren, TRPV1, PPAR und GPR sind ebenfalls für die Gesundheit und Pathologie des Darms wichtig.

Die Aktivierung des CB1-Rezeptors verbessert nachweislich die epitheliale, also das Deckgewebe betreffende Wundheilung. Des Weiteren hemmt die Aktivierung sowohl des CB1- als auch des CB2-Rezeptors durch Cannabinoide Darmentzündungen. Die Aktivierung des Cannabinoid-Rezeptors hat nachweislich antifibrogene Effekte, verhindert also die krankhafte Veränderung der Darmschleimhaut, was für die Heilung wichtig ist.

Reizdarmsyndrom

Das Reizdarmsyndrom (IBS) betrifft etwa 15 Prozent der modernen Bevölkerung. Lange Zeit wurden Menschen mit IBS als Hypochonder oder psychosomatische Patienten entlassen, weil Ärzte selten physiologische Veränderungen im Darm finden konnten. Aber mit der aktuellen Erforschung des IBS wissen wir, dass hier eine niedrige Entzündung, eine erhöhte Präsenz von Immunzellen, Veränderungen in der Epithelbarriere (Permeabilität) und ein Ungleichgewicht der Darmflora (Dysbiose) vorliegen. Trotz steigender Anzahl der Erkrankungen und dem Verständnis der Pathophysiologie des IBS gibt es aber leider keine wirksamen Medikamente.

Diese Erkrankung betrifft den Dickdarm, die Ursache ist derzeit noch unbekannt. Die häufigsten Symptome sind Krämpfe, Bauchschmerzen, Blähungen, Gas und Durchfall oder Verstopfung oder beides. IBS ist eine chronische Erkrankung, nur wenige Menschen haben schwere Symptome. Es wird angenommen, dass es sich um eine Kombination von abnormalen Magen-Darm-Bewegungen (GI), veränderter Darmpermeabilität, veränderter Mikrobiotazusammensetzung, unzureichender Endocannabinoid-Signalisierung und Störungen in der Gehirn-Darm-Achse handeln könnte, die aus der Darmkommunikation resultiert. Einige Menschen können ihre Symptome gering halten, indem sie Ernährung, Lebensstil und Stress kontrollieren, aber einige haben lebenslang schwere Symptome.

Diese Symptome können zum Großteil mit Cannabinoiden behandelt werden, tatsächlich gibt es viele Berichte von Patienten mit IBS, die sich selbst mit Hanf behandeln, um ihre Symptome zu lindern. Cannabinoide sind bekannt für ihre schmerzlindernde und spasmolytische Wirkung, so dass Bauchkrämpfe und Schmerzen effizient mit Cannabinoiden bekämpft werden können. Cannabinoide haben auch eine positive Wirkung auf überaktive Immunzellen, insbesondere Mastzellen, die bekanntlich mit IBS-Symptomen korreliert sind. Cannabidiol (CBD) ist selbst entzündungshemmend und gleicht die Darmbewegung aus. Das Phytocannabinoid Cannabichromen (CBC) scheint für diese Patienten von Bedeutung zu sein, da es die PEA-Werte beeinflusst und einige der Auswirkungen von Darmentzündungen umkehrt.

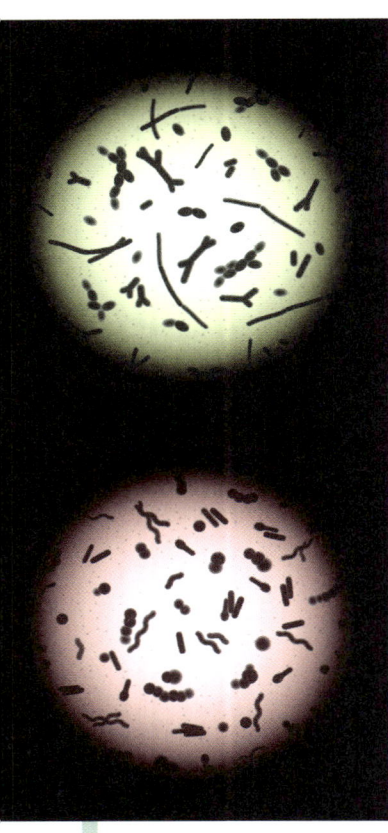

Menschliche Mikrobiotaproben unter dem Mikroskop

Leaky Gut – Syndrom des durchlässigen Darms

Das Syndrom wird als Veränderung der Durchlässigkeit des Darmes definiert und ist oft mit einer Überempfindlichkeit gegenüber Kasein und Gluten verbunden. Es gibt verschiedene Ursachen wie einige Medikamente, Entzündungen, Autoimmunreaktionen, Stress oder Infektionen. Dabei werden die Zellen in der Darmschleimhaut weniger dicht gepackt, was zu Lücken zwischen den Zellen führt. Durch diese Lücken können bestimmte Moleküle in die Blutbahn gelangen, wobei es sich meist um unverdaute Proteine, Kohlenhydrate und Fette sowie Fragmente von Mikroorganismen handelt. Diese Moleküle werden vom Immunsystem nicht als fremde Moleküle erkannt, weshalb selten das Problem im Darm diagnostiziert wird. Manchmal ist dies nicht offensichtlich, da die Symptome dieser falsch verdauten Moleküle meist an anderer Stelle im Körper zu sehen oder zu bemerken sind. In den meisten Fällen sind die Symptome neurologisch oder verhaltensbedingt. Dies liegt daran, dass sich die unverdauten Moleküle an Opioid-Rezeptoren im Gehirn binden und verschiedene Effekte im zentralen Nervensystem hervorrufen (Hyperaktivität, autistisches Spektrum, Aufmerksamkeitsstörungen).

Auch Endocannabinoide erhöhen die Durchlässigkeit, um mehr Energie in akuten Situationen zu ermöglichen. Anandamid ist ein »Gate opener«, also ein Toröffner und öffnet die Lücken zwischen den Darmzellen, aber 2AG und PEA sind »Gatekeeper« und haben positive Auswirkungen auf die Barrierefunktion des Darms. Die Phytocannabinoide THC und CBD können die erhöhte Permeabilität durch Endocannabinoide interessanterweise vollständig hemmen. Wie in mehreren Studien gezeigt werden konnte, haben Phytocannabinoide somit ein wichtiges therapeutisches Potenzial bei der Behandlung von abnormal durchlässigem Darm.

Chronische entzündliche Darmerkrankung (CED)

CED treten in zwei Hauptformen auf: **Colitis Ulcerosa** (UC) und **Morbus Crohn** (CD). Fragebögen zeigten, dass Cannabis von CED-Patienten häufig zur Linderung von Symptomen wie Schmerzen, Appetitlosigkeit, Übelkeit und Durchfall verwendet wird. Insbesondere, wenn es legal verfügbar wäre, haben mehr als die Hälfte der Patienten, die Cannabis bisher nicht eingesetzt haben, Interesse an der Verwendung von Cannabisprodukten gezeigt.

Kleine retrospektive und prospektive Beobachtungsstudien mit Morbus-Crohn-Patienten, die Cannabis mit moderaten Konzentrationen von THC rauchten, zeigten positive Auswirkungen auf ihre Symptome, auf ihr allgemeines Wohlbefinden und auf den reduzierten Steroidkonsum. Eine prospektive Pilotstudie mit 13 CED-Patienten, die Cannabis inhalierten, wenn sie Schmerzen hatten, kam zu dem Schluss, dass die Behandlung die Lebensqualität der Patienten deutlich verbesserte. Eine kleine Placebo-kontrollierte Studie zu Morbus Crohn zeigte ein positives klinisches Ansprechen bei zehn von elf Patienten in der Behandlungsgruppe und Verbesserungen der klinischen Aktivitätszeichen bei Morbus Crohn. Mit dem Wissen, dass Rauchen die medizinisch am wenigsten geeignete Verabreichungsmethode ist, sind andere Anwendungswege zu empfehlen, wie z.B. Verdampfung, sublinguale Tropfen oder Zäpfchen. Der Vorteil der Inhalation besteht darin, dass die Wirkung innerhalb von zehn bis 15 Minuten spürbar ist, was bei akuten Schmerzen wichtig ist.

Die Aktivierung von CB1- und CB2-Rezeptoren hat sich im Tiermodell als gute Prävention bei Kolitis erwiesen. THC reduzierte die Entzündung und aktivierte die Wundheilung. CBD zeigte eine Reduktion von Darmverletzungen, Entzündungsmarkern und reaktiven Sauerstoffspeziesprodukten. CBD hemmt auch den Abbau von Anandamid, das ebenfalls wichtig für das Fortschreiten der Erkrankung ist. CBD bindet an den GPR55-Rezeptor, der eine entscheidende Rolle bei der Entzündung des Darms spielt.

Cannabinoide haben sich als sehr wichtig für die Wundheilung im Darm erwiesen, was auch Patienten berichten, die von Erfolgen mit THC-reichen Zäpfchen bei Darmblutungen berichten. Auch andere Phytocannabinoide, das CBG und das CBC, scheinen entzündliche Darmerkrankungen positiv zu beeinflussen: Erstens durch Hemmung der Rekrutierung von Immunzellen und zweitens durch Aktivierung des TRPA1-Rezeptors, aber auch durch die Verringerung des Abbaus von Anandamid sowie durch die Steigerung der Produktion von PEA. Beide tragen wesentlich zur Verbesserung der Kolitis bei.

Übelkeit, Erbrechen und Appetitlosigkeit

Übelkeit und Erbrechen haben verschiedene Ursachen. Aber unabhängig von der Ursache kann Übelkeit gut mit einer Cannabinoid-Therapie behandelt werden. Endocannabinoide sind wichtige Botenstoffe in den neuronalen Netzwerken, die Erbrechen und Übelkeit kontrollieren. Die Beeinflussung der Produktion und des Abbaus von Endocannabinoiden scheint ein wertvoller therapeutischer Ansatz zu sein. THC oder seine Analogen (*Dronabinol* und *Nabilone*) wurden bei Übelkeit und Erbrechen, bedingt durch Chemotherapie, mit großem Erfolg getestet.

> **Synthetisches THC versus Produkte aus der ganzen Pflanze:** Die positiven Ergebnisse Letzterer sprechen Bände.

Cannabis ist als Appetitstimulans bekannt. Dennoch gibt es bei Krebspatienten mit Anorexie und/oder Kachexie gemischte Daten. Studien zeigen einen bescheidenen Nutzen von synthetischem THC *(Dronabinol)*, während die Verwendung ganzer Pflanzenprodukte andere Ergebnisse zeigt. Für Patienten mit AIDS-bedingter Anorexie zeigte sich, dass **Dronabinol** die Anorexie verbessert und in höheren Dosen zu einer Gewichtszunahme führt. Zwei kleine, Placebo-kontrollierte Studien in dieser Population zeigten, dass das Rauchen von Cannabis (zwei bis vier Prozent THC) dreimal pro Woche die Nahrungsaufnahme und das Körpergewicht bei AIDS-Patienten erhöht.

Cannabinoide und Mikrobiota

Die menschliche Darmmikrobiota besteht aus vier Hauptstämmen in der biologischen Systematik: **Firmicutes, Bacteroidetes, Actinobacteria und Proteobacteria**. Von diesen sind Firmicutes und Bacteroidetes aufgrund ihrer Rolle bei Fettleibigkeit und Progression von Darmkrebs von besonderem Interesse. Das Mikrobiota-Profil von adipösen Individuen weist typischerweise ein hohes Firmicutes-Bacteroidetes-Verhältnis auf. Intevallfasten und prebiotische Faserergänzung sind dafür bekannt, dieses Verhältnis wiederherzustellen. Auch ein langfristiger niedriger THC-Konsum hat bewiesen, dass diese Verschiebung im Mikrobiota-Verhältnis damit zu stoppen ist. Mehrere Studien zeigten, dass THC die Darm-Dysbiose verhindert, die durch eine fettreiche Ernährung verursacht wird. Dies wurde auch in Tiermodellen gezeigt: Hochfett-gefütterte Mäuse hatten ein erhöhtes Firmicutes-Bacteroidetes-Verhältnis, während THC-behandelte Mäuse keine Verschiebung aufwiesen. Darüber hinaus hat das THC auch zur Gewichtsabnahme bei fettleibigen Mäusen geführt.

Lactobacilli sind sehr wichtige Bakterienstämme in unserem Darm und *Lactobacillus acidophilus* hat die Fähigkeit, die Anzahl der CB2-Rezeptoren im Darm zu erhöhen. Aber auch Cannabinoide haben eine Wirkung auf die Bakterien. Deshalb wurden Phytocannabinoide nach der Isolierung auf ihre antimikrobiellen Eigenschaften hin untersucht. Cannabinoide töten viele Bakterien- und Hefestämme, aber nicht alle. Es wurde festgestellt, dass CBD *E.coli* (die am häufigsten vorkommende Bakterie im Darm) nicht schädigt, aber *Candida parapsilosis* und *Bacillus cereus* tötet. Beide sind potenziell pathogen. Es scheint, dass Cannabinoide eine ausgleichende Wirkung auf die Darmmikroben haben.

Interview mit Dr. Željko Perdija

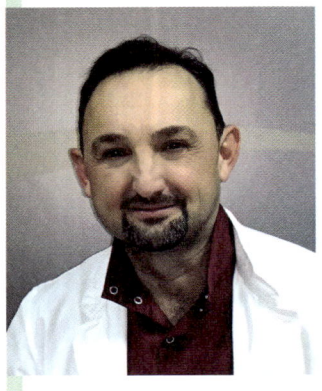

Assist. Dr. med. Željko Perdija ist mit Spezialgebiet Darmerkrankungen im Medizinischem Zentrum »CIIM plus Slowenien« tätig und Mitarbeiter des Instituts ICANNA

Wie und wann haben Sie sich mit Cannabinoiden in Ihrer Praxis auseinandergesetzt?

Vor etwa sechs Jahren traf ich mich mit Nico Wagener, der Ölextrakte aus Hanf produziert. Ich gab ein Fläschchen einer Frau mit Brustkrebs im Endstadium. Nach ein paar Wochen ging es ihr eindeutig besser. Das hat mich fasziniert!

Bei welchen Indikationen und medizinischen Situationen waren Cannabinoide am erfolgreichsten?

Insbesondere CBD und THC haben starken positiven Einfluss bei chronisch-entzündlichen Darmerkrankungen. Bei Morbus Crohn und Colitis ulcerosa sind laut meiner Erfahrung höhere Dosen von CBD notwendig, bei THC wird die Dosis individuell angepasst. Zäpfchen sind eher zu empfehlen.

Haben Patienten und Angehörige Fragen über die Möglichkeiten der Therapie mit Cannabinoiden?

Es gibt viele Fragen. Es gibt auch viel Verwirrung, da es auch immer mehr sogenannte »Berater« für Cannabisbehandlungen gibt, die meist wenig bis kein medizinisches Wissen haben und zu viel versprechen. Patienten mit chronisch entzündlichen Darmerkankungen sind oft verzweifelt, wenn Symptome und Komplikationen zunehmen und die Lebensqualität sinkt. Dann sind viele Patienten leider für Wundermittel offen und kaufen oftmals Produkte, die nicht wirken.

Welche sind die häufigsten Hindernisse, denen Sie als Arzt begegnen, wenn es um eine Cannabinoid-Therapie geht?

Das größte Hindernis ist der Mangel an zertifizierten Produkten aus der ganzen Pflanze sowie auch deren hoher Preis. Und unter Ärzten gibt es zu wenig Wissen über Cannabinoide, gepaart mit einer konservativen Einstellung zu Cannabis bis hin zu dessen Stigmatisierung.

Was wünschen Sie sich für die Zukunft der Cannabistherapie?

Mein Wunsch ist eine gute Ausbildung aller medizinisch Tätigen vor allem über das Endocannabinoid-System, die Wirkung von Hanfinhaltsstoffen auf unseren Körper und deren Verwendung in der Medizin.

Fallbeispiel (männlich, 42 Jahre; Morbus Crohn)

Nach dem zwanzigsten Lebensjahr wurde bei mir eine chronische Entzündung des Dickdarms diagnostiziert. Aufgrund von Komplikationen im Krankheitsverlauf bin ich mehrmals im Operationssaal gelandet.

Ich war mit meinem Schicksal nicht zufrieden, deshalb suchte ich nach anderen Möglichkeiten. Dabei stieß ich auch auf die Hanfpflanze. Ich griff zu verschiedenen Anwendungsmöglichkeiten wie Vaporisation, Zäpfchen, Ölen und Hanfharz in Cremen.

Als ich erfuhr, dass es synthetisches THC gibt und dass es in Österreich von einem Arzt verschrieben werden kann, habe ich ihn besucht, da die meisten slowenischen Ärzte zu dieser Zeit die heilenden Eigenschaften von Cannabinoiden noch nicht kannten und diesbezüglich sehr zurückhaltend waren. Die Auswirkungen von synthetischem THC waren jedoch erheblich intensiver als die von pflanzlichem, weil in den Extrakten der ganzen Hanfpflanze noch viele andere Inhaltsstoffe enthalten sind, die eine ausgleichende Wirkung haben. Ich habe weiterhin Hanf verwendet, und meine Symptome sind schnell zurückgegangen, einige sind sogar verschwunden. Die Zäpfchen beruhigten die Darmblutungen innerhalb weniger Tage und haben den Krankheitsverlauf fast vollständig gestoppt.

Ich muss aber hervorheben, dass ich meine Lebensweise komplett geändert habe. Ich verwende Enzyme, Probiotika, mache mehr Sport und habe mit Meditation begonnen. Ich konnte sogar damit beginnen, die Dosierung von Arzneimitteln zu reduzieren, und da ich keine Komplikationen hatte, konnte ich sie letztlich sogar vollständig absetzen. Seitdem hat sich mein Zustand stabilisiert und verbessert. Heute habe ich keine Probleme mehr.

Leider musste ich mich zwei Jahre lang mit Strafanzeigen und Strafverfolgung wegen Verwendung von Cannabis für medizinische Zwecke herumschlagen. Das Verfahren ist für mich positiv ausgegangen, jedoch verursachte es große Sorgen und Stress, die für meinen gesundheitlichen Zustand sicherlich nicht förderlich waren.

Ich wünsche mir, dass die Patienten Zugang zu verschiedenen Zubereitungen von Hanf haben können und auch die Freiheit haben zu wählen, wie, was und mit wessen Hilfe sie geheilt werden wollen.

Hanf und neurologische Erkrankungen

Die Neurologie ist ein recht herausfordernder Bereich der Medizin, der sich vor allem mit der Struktur, der Funktion und den Erkrankungen des Nervensystems beschäftigt. Das Nervensystem koordiniert die Aktionen und sensorischen Informationen, indem es Signale zu und von verschiedenen Teilen des Körpers sendet. Das Nervensystem ist in der Lage, die Umwelt zu erfassen. Es arbeitet dann mit anderen Systemen des Körpers zusammen, um darauf zu reagieren. Dazu ist anzumerken, dass Nervengewebe schon vor etwa 550 bis 600 Millionen Jahren in wurmartigen Organismen entstand. Bei Wirbeltieren besteht es aus zwei Hauptteilen, dem zentralen Nervensystem (ZNS) und dem peripheren Nervensystem (PNS). Vereinfacht gesagt ist das ZNS das Gehirn und das Rückenmark und das PNS alles andere. Die Funktionseinheit des Nervensystems ist das Neuron – die Nervenzelle –, von der wir etwa 100 Millionen in unserem Körper haben, davon allein 86 Millionen in unserem Gehirn. Neben den Neuronen enthalten sowohl das ZNS als auch das PNS sogenannte Gliazellen, die der Unterstützung der Neuronen und ihrer Aktivitäten dienen. Neben einer unterstützenden Rolle wissen wir heute, dass die Gliazellen auch viele bestimmte andere Funktionen erfüllen, wobei der Begriff »glia« wörtlich »Neuralkleber« bedeutet.

Neuronen haben einen Zellkörper und Erweiterungen, die ihnen die charakteristische Form geben. Einige Erweiterungen empfangen Signale von anderen Neuronen, den sogenannten Dendriten. Die Faser, die ein Neuron mit seinem Ziel verbindet, wird Axon genannt. Die Axonen werden von der lipidreichen Substanz Myelin isoliert. Informationen fließen von einem Neuron zum anderen über eine Synapse. Das ist eine kleine Lücke, durch die ein elektrisches oder chemisches Signal an ein anderes Neuron oder an das Ziel weitergeleitet wird.

Aufgrund der Tatsache, dass sich Neuronen in jedem Teil unseres Körpers befinden und jede unserer Funktionen beeinflussen, ist die Neurologie ein sehr komplexes medizinisches Gebiet, das mit vielen anderen Bereichen interagiert. Innerhalb der Medizin entstehen heute viele neue Wissensgebiete:
- Die Neurobiologie, eine interdisziplinäre Forschungsrichtung, die sich die Aufklärung von Struktur und Funktion des Nervensystems zum Ziel gesetzt hat.
- Die Neuropsychologie als Teilgebiet der Psychologie, das sich mit den Zusammenhängen von Nervensystem und psychischen Vorgängen befasst.

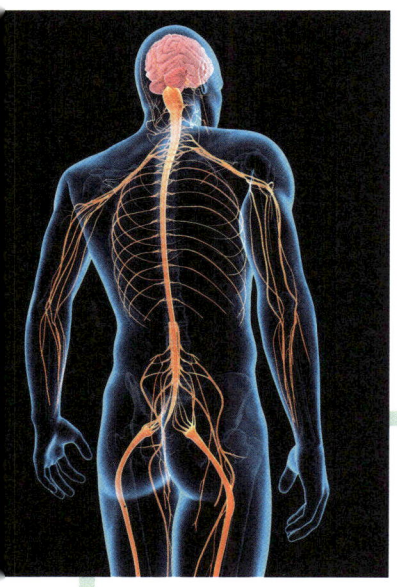

Das menschliche Nervensystem

- Die **Neuroimmunologie**, welche die Mechanismen der Immunregelung im Zentralnervensystem im Fokus hat.
- Die **Neuroonkologie**, jenes medizinische (Teil-)Gebiet, das sich mit bösartigen Erkrankungen (Krebs) des Nervensystems auseinandersetzt.
- Die **Neuroendokrinologie**, die sich der Verknüpfung des Hormonsystems mit dem Nervensystem widmet.

Das Nervensystem und das Endocannabinoid-System

Alle Elemente des Endocannabinoid-Systems (ECS) sind weitgehend im Nervensystem zu finden. Die ersten Endocannabinoide wurden aus dem Gehirn von Schweinen isoliert, während CB1-Rezeptoren erstmals im Zentralnervensystem gefunden wurden. Aufgrund der starken Verbindung zum Nervensystem war ein Großteil der Forschung genau auf die Rolle der ECS im Nervensystem ausgerichtet, handelt es sich doch um retrograde Botenstoffe, deren Funktion die Regulierung von Signalen ist. Daneben hat das ECS auch wichtige Funktionen bei der Synapsenbildung und der Neurogenese, der Entstehung von neuen Nervenzellen. Durch die Modulation der Neurotransmitterfreisetzung kann das ECS eine Vielzahl neuronaler Funktionen regulieren, darunter Kognition, Bewegungssteuerung, Ernährung, Verhalten, Emotionen und Schmerzen. Es ist bekannt, dass die Dysfunktion des ECS bei vielen neurologischen und auch neuropsychiatrischen Erkrankungen wie Depressionen und Angstzuständen eine Rolle spielt. In dieser Hinsicht bietet das ECS auch einen guten Ansatz für entsprechende Therapien. Viele Forschungsanstrengungen wurden unternommen, um die therapeutischen Potenziale von Hanf im zentralen Nervensystem zu nutzen, insbesondere bei der Behandlung neurodegenerativer Erkrankungen. Dazu gehören beispielsweise die Parkinson-, Alzheimer- und Huntington-Erkrankung, die nicht heilbar sind, die Gesundheit schwächen und zu einer fortschreitenden Degeneration bis zum Tod der Nervenzellen führen.

Die Ursachen dieser Krankheiten sind unterschiedlich, aber sie teilen einige gemeinsame Mechanismen wie Neuroentzündung, oxidativer Stress, also eine Dysbalance zwischen oxidativen und antioxidativen Prozessen, welche durch »Freie Radikale« ausgelöst wird, Excitotoxizität (Tod einer Nervenzelle durch andauernde Reizüberflutung), Proteinfehlfaltung und mitochondriale Dysfunktion, also eine Fehlfunktion in den Kraftwerken der Zelle. Heute gibt es noch keine Heilung für diese Krankheiten, die derzeitigen Therapien haben sich auf die Behandlung von Symptomen

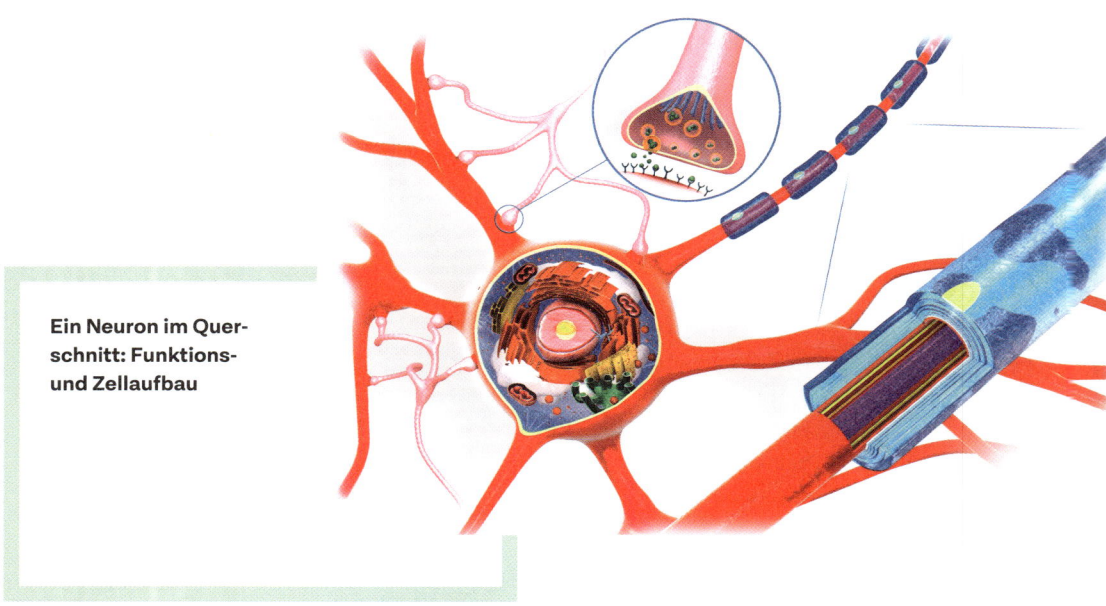

Ein Neuron im Querschnitt: Funktions- und Zellaufbau

konzentriert. Damit wird versucht, das Fortschreiten der Krankheit zu verzögern. In Anbetracht seiner Bedeutung ist die Modulation des ECS für die Behandlung der Neurodegeneration wichtig. Durch präklinische Forschung wird diese Form der Therapie unterstützt, reduzieren doch die Cannabinoide Entzündungen und schützen zugleich die Neuronen. Werfen wir nun einen Blick darauf, wie Cannabinoide für einige der häufigsten neurologischen Erkrankungen nützlich sein können.

Parkinson-Krankheit (PK)

PK ist eine chronische, progressive neurodegenerative Erkrankung, die durch die fortschreitende Degeneration spezifischer, dopaminproduzierender (dopaminerger) Neuronen gekennzeichnet ist, gefolgt von einer Verringerung des Dopamingehalts in bestimmten Teilen des Gehirns. Die derzeitigen therapeutischen Strategien zielen daher darauf ab, die dopaminerge Übertragung durch Verabreichung von Dopaminvorläufern wie L-Dopa zu erhöhen. Mehrere experimentelle und klinische Studien haben gezeigt, dass das Endocannabinoid-System auf Dopaminmangel reagiert, indem es die Produktion von Endocannabinoiden und die erhöhte CB1-Rezeptorexpression reguliert.

Da sich die Krankheit durch zu wenig Dopamin und zu viel Endocannabinoide auszeichnet, schien es, dass eine Kombination von Dopaminagonisten und Cannabinoidantagonisten therapeutisch vorteilhaft sein könnte. Genau das zeigte sich auch in der

Praxis: Die Verabreichung von THCV (CB1-Antagonist) verzögerte das Fortschreiten der Erkrankung und reduzierte die motorische Hemmung. Und die Kombination von Cannabinoiden und L-Dopa reduzierte die Dyskinesie, also die Störung des Bewegungsablaufs, die oft bei längerem Gebrauch von L-Dopa auftritt.

Forscher fanden heraus, dass THC und CBD gleichermaßen wirksam bei PK sind, um dopaminerge Neuronen vor dem Absterben zu schützen. Es wurde auch gezeigt, dass CBD den Dopaminabbau dämpfen und das Enzym für die Dopaminproduktion positiv beeinflussen kann. Cannabinoide können bei PK als neuroprotektive Mittel wirken, da sie in der Lage sind, oxidativen Stress abzubauen. THC und CBD stellen das Gleichgewicht zwischen der übermäßigen Produktion von Sauerstoffradikalen wieder her, wobei CBD auch entzündungshemmende Eigenschaften hat, die die Bildung von proinflammatorischen Zytokinen reduzieren und eine schützende Funktion für neuronale Mitochondrien haben.

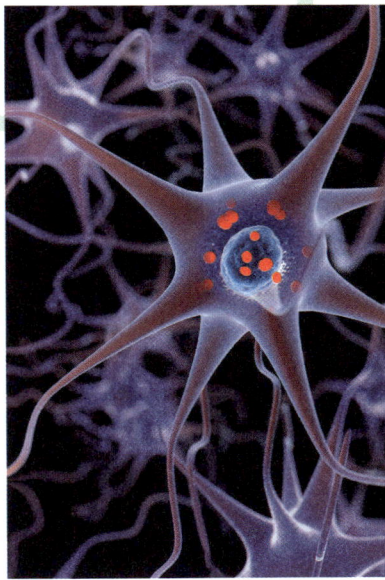

Parkinson-Erkrankung: Die Neuronen mit Lewy Körper (kleine rote Kugeln) sind Ablagerungen von Proteinen, die in den Gehirnzellen angesammelt werden

Alzheimer-Krankheit (AK)

Die Alzheimer-Krankheit ist die häufigste Form der Demenz, an der weltweit fast 35 Millionen Menschen leiden. Man geht davon aus, dass die Beta-Amyloid-Proteine einen Bestandteil der »Senilen Plaques« bilden, die als Hauptauslöser von AK und anderen demenziellen Erkrankungen verantwortlich sind. Dabei kommt es zu einer Neurodegeneration und schließlich dem Absterben von Neuronen. In den frühen Phasen dieses Prozesses sind sie in den cholinergen, also Acetylcholin als Neurotransmitter enthaltenden Gehirnzentren stärker ausgeprägt, was die Gründe für den Einsatz der derzeit verfügbaren Medikamente zur Behandlung dieser Krankheit liefert: Es handelt sich um Acetylcholinesterase-Hemmer, womit die Bioverfügbarkeit dieses Neurotransmitters erhöht wird.

Forscher fanden heraus, dass das ECS bei AK-Patienten verändert ist. Die CB1- und CB2-Rezeptorexpression ist in den Gewebsmakrophagen signifikant erhöht und in Neuronen in Kerngebieten des Endhirns und des Hippocampus, einer zentralen Schaltstation des limbischen Systems, reduziert. Daher wird angenommen, dass das Endocannabinoid-System eine wichtige Rolle bei der Entwicklung der Alzheimer-Erkrankung spielt.

CBD wurde in verschiedenen experimentellen Modellen gut untersucht und es wurde gezeigt, dass es eine Vielzahl von verschiedenen Effekten bei der Behandlung von AK hat. CBD hemmt die Bildung von β-Amyloid-Plaques, reduziert die sauerstoffradikale Produktion und die Lipidperoxidation, einen chemischen Prozess, bei dem die Lipide oxidieren. Die daraus entstehenden Fettsäure-Radikale setzen eine Kettenreaktion in Gang, die zu Schäden an der Zellmembran führt. CBD kann mit seiner stark entzündungshemmenden und antioxidativen Wirkung eine β-Amyloid-Plaquenbildung mindern. Und es ist auch in der Lage, die Funktion der Mikrogliazellen und die Umsetzung genetischer Informationen in Proteinen zu modulieren, was die Entzündungsreaktionen weiter reduziert. Auch konnte nachgewiesen werden, dass Endocannabinoide die Permeabilität der neuronalen Membran verringern, wodurch der Eintritt des β-Amyloid-Proteins blockiert und der neuronale Zelltod verhindert werden kannn. Infolgedessen förderte CBD ein erhöhtes Überleben der neuronalen Zellen. Da Cannabinoide die anhaltende Neurodegeneration verzögern könnten, haben sich die jüngsten Studien auf die neuroprotektiven Eigenschaften von Hanf konzentriert. Die entzündungshemmenden und antioxidativen Eigenschaften von Hanfprodukten, wie beispielsweise CBD-Öl, können vorteilhafte Wirkungen bei der Behandlung der Alzheimer-Krankheit (und weiteren neurodegenerativen Erkrankungen) haben.

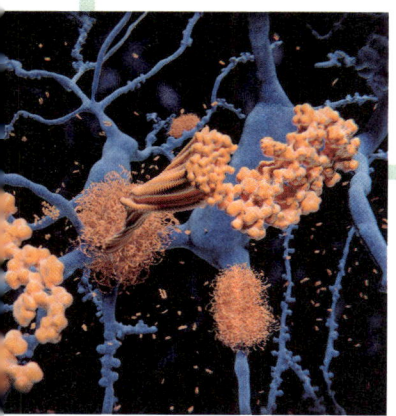

Morbus Alzheimer: Das Amyloid-Beta-Peptid, das etwa 40 Aminosäurereste aufweist, verlässt die Membran und verändert sich zu langen Fibrillen, die auf Nervenzellen dichte Plaques bilden

Alzheimer-Patienten werden symptomatisch mit Acetylcholinesterase-(AChE)-Inhibitoren behandelt. Interessanterweise hemmt auch THC das Enzym AChE und verhindert die Anhäufung von Aβ-Peptiden im Gehirn. Die Forscher testeten auch die therapeutischen Eigenschaften der Kombination von THC mit CBD (je 0,75 Milligramm pro Kilogramm Körpergewicht) bei Mäusen mit AK-Symptomen. Es wurde eindeutig nachgewiesen, dass eine Mischung der beiden Cannabinoide das Gedächtnis bewahrt und die Lernbeeinträchtigung reduziert, wenn sie in der frühen symptomatischen Phase verabreicht werden. Mehrere positive Effekte wurden im Gehirn gefunden, von einem signifikanten Rückgang des Aβ-(1–42)-Peptids und einer Veränderung der Plaquezusammensetzung bis zu einer reduzierten Expression mehrerer Zytokine und einer reduzierten Neuroentzündung.

Eine offene, nicht Placebo-kontrollierte Studie mit AK-Patienten mit Dronabinol, einem THC-ähnlichem Wirkstoff, zeigte, dass es eine positive Rolle bei der Reduzierung von Anorexie und der Verbesserung des Verhaltens hat, wie z.B. nächtliche Motorik und Unruhe.

Multiple Sklerose (MS)

MS ist eine autoimmune, entzündliche neurodegenerative Erkrankung, die durch eine Schädigung des Zentralnervensystems zustande kommt. Das Immunsystem nimmt Myelin, die Fettscheide, die das Axon bedeckt, fälschlicherweise als fremd an und greift es an. Die Symptome sind lähmende Müdigkeit, Spastik, Sehstörungen, Gleichgewichtsstörungen und Koordinationsschwächen sowie Muskelsteifheit. Die Ursachen sind noch unbekannt, aber einige Forscher postulieren einen Zusammenhang mit der Akkumulation von Umweltgiften, andere mit einer spezifischen Vorgeschichte von Infektionen.

Um die MS zu untersuchen, verwenden die Forscher experimentelle Tiermodelle und simulierten dabei meist die autoimmune Enzephalomyelitis (EAE), eine akut entzündliche Erkrankung des Zentralnervensystems, die die Hauptmerkmale der menschlichen MS nachahmt. Dabei wurden signifikante Veränderungen des Endocannabinoid-Systems im Gehirn von Labormäusen gefunden: Eine erhöhte Konzentrationen beider Endocannabinoide sowie eine Veränderung der Rezeptor-Expression, also wie viele Rezeptoren die Zellen produzieren. Zugleich wurde eine starke Korrelation zwischen der Konzentration von Anandamid und der Anzahl der Funktionsstörungen in den Gehirnen von remittierenden MS-Patienten sichtbar.

Mit synthetischen Cannabinoid-Agonisten von CB1 und CB2 wurde nachgewiesen, dass sie das Überleben von Oligodendrozyten fördern. Das sind spezifische Zellen im Nervengewebe, die hauptsächlich der Unterstützung und Isolierung jener Fortsätze der Nervenzellen dienen, die für die Impulsleitung zuständig sind. Cannabinoide konnten die Entzündung reduzieren, wahrscheinlich durch die Unterdrückung von entzündungsfördernden und die Freisetzung von entzündungshemmenden Zytokinen. Ähnliche Ergebnisse wurden im Mausmodell der chronisch-progressiven MS gezeigt.

Zahlreiche Studien wurden durchgeführt, um die Rolle von Cannabinoiden bei MS-assoziierter Spastik sowie bei der Modulation des neurodegenerativen Prozesses zu untersuchen. So wurde herausgefunden, dass der CB1-Rezeptor eine wichtige Rolle bei der Spastik spielt. Seine Aktivierung könnte Anzeichen von Spastik verzögern oder verhindern sowie die Überlebensraten erhöhen und die Neuroentzündung reduzieren.

Aktuelle Therapien zur Behandlung der Spastik umfassen GABA-Rezeptor-Agonisten und angstlösende Wirkstoffe. GABA-Rezeptor-Agonisten binden sich an Rezeptoren der Nervenzellen, an denen sich auch der Neurotransmitter (Botenstoff im Nervensystem) GABA (γ-Aminobuttersäure) bindet und einen hemmenden Einfluss auf die Nervenzellen hervorruft. Der Einsatz von Phytocannabinoiden ist besonders wichtig bei MS-Patienten, die Resistenzen gegen konventionelle Therapien aufweisen.

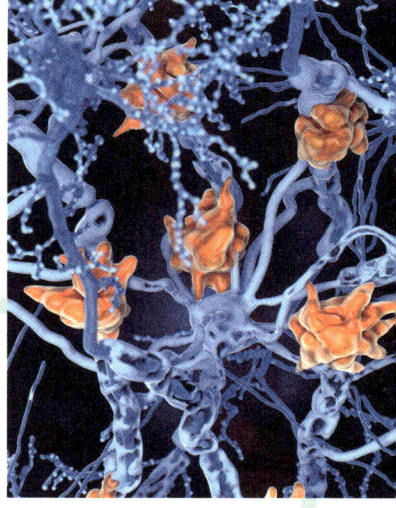

Multiple Sklerose: Mikroglia-Zellen (orange) greifen die Oligodendrozyten an, die die Isolierung um die Nervenzellen bilden, was zum Verlust ihrer Funktion führt

> Antagonisten wie THCV sollten bei MS **vermieden** werden, da sie das **Zittern** und die **Spastik** verstärken können.

Cannabinoide zeigen auch Effekte bei anderen Symptomen, die häufig in Verbindung mit MS vorkommen wie beispielsweise eine Blasendysfunktion, wo sich ein Rückgang der Inkontinenzepisoden und eine Zunahme des Blasenrückhaltevolumens zeigten. Auch Cannabisextrakte mit hohem THC zeigten eine signifikante Reduktion der Fälle von Dranginkontinenz im Vergleich zu Placebostudien. Dies deutet darauf hin, dass Phytocannabinoide die Dysregulation der Neuronen der Blase kompensieren und die Funktion verbessern können.

Es scheint, dass beide Cannabinoid-Rezeptoren wichtig sind und ihre Aktivierung zu positiven Effekten bei MS über eine Vielzahl von Mechanismen führt. Antagonisten wie THCV sollten vermieden werden, da sie das Zittern und die Spastik verstärken können. Einige Patienten berichten von ausgezeichneten Reaktionen auf die Verwendung von sauren Formen von Cannabinoiden (CBDA, THCA, CBGA …).

Epilepsie

Bereits in sumerischen und akkadischen Tabletten, ab etwa 1800 v. Chr., wird die Verwendung einer Heilpflanze zur Behandlung von Krämpfen und Anfälle erwähnt. Und in Aufzeichnungen der arabischenLiteratur wird Cannabis ausdrücklich zur Behandlung der Epilepsie angegeben.

Epilepsie ist eine chronische neurologische Erkrankung, bei der sich die Hirnaktivität verändert und wiederkehrende, unprovozierte Anfälle verursacht. Die Anfallssymptome können sehr unterschiedlich sein. Einige Epileptiker starren während eines Anfalls einfach nur für einige Sekunden ins Leere, während andere immer wieder mit den Armen oder Beinen zucken oder sogar das Bewusstsein verlieren. Epilepsie ist die vierthäufigste neurologische Erkrankung und betrifft Menschen jeden Alters. Doch die Ursachen sind bisher unbekannt.

Trotz der großen Auswahl an Antiepileptika (AED), diätetischen und chirurgischen Therapien gibt es in den letzten Jahrzehnten einen gewissen Prozentsatz an therapieresistenten Patienten. Wenn es keinen Erfolg mit zwei oder mehr AED gibt, wird dies als behandlungsresistente oder refraktäre Epilepsie bezeichnet. Einige Typen – wie das Lennox-Gastaut-Syndrom oder das Dravet-Syndrom (schwere Kinderepilepsien) – sind schwieriger zu behandeln.

Bereits 1980 wurde eine doppelblinde Studie durchgeführt, die den Nutzen von CBD bei Epilepsie aufzeigte. 15 Patienten mit sekundärer generalisierter Epilepsie wurden stationär

Klinische Studien zu Multipler Sklerose

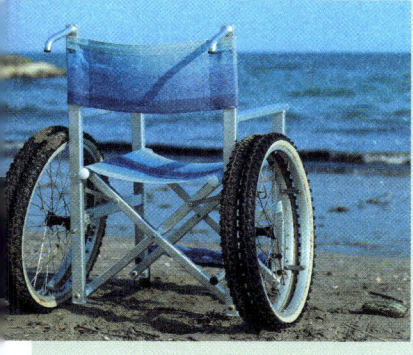

Einige klinische Studien mit MS-Patienten:
- Eine doppelblinde, randomisierte, Placebo-kontrollierte Studie mit 630 MS-Patienten mit *Dronabinol* (synthetisch Δ9-THC), *Cannador* (2,5 mg Δ9-THC, 1,25 mg CBD und fünf Prozent anderen Elementen pro Kapsel) und Placebo: Nach 15 Wochen wurde keine signifikante Verbesserung festgestellt. Jedoch nach einem Jahr berichteten beide Behandlungsgruppen von einer starken Reduktion der Spastik, der Schmerzen und der Schlafstörungen.
- Eine doppelblinde, randomisierte, Placebo-kontrollierte Studie mit 493 Patienten mit progressiver MS, behandelt mit *Dronabinol*, zeigte keinen Gesamteffekt auf das Fortschreiten der MS, gemessen mit der Expanded Disability Status Scale (EDSS). Die EDSS ist ein Skalensystem zur systematischen Erfassung der Behinderung von neurologischen Patienten, die an MS leiden. Die Skala soll bei der Einschätzung der adäquaten Therapie helfen. Die Analyse einer Untergruppe von Patienten in dieser Studie deutete auf einen möglichen Nutzen von *Dronabinol* für jene mit einer leichteren Behinderung, aber nicht bei solchen mit einer schwereren Behinderung.
- Eine doppelblinde, Placebo-kontrollierte Studie mit 15 remittierenden MS-Patienten mit neuropathischen Schmerzen zur Untersuchung von *Nabilone* in Kombination mit *Gabapentin:* Die Ergebnisse deuten darauf hin, dass *Nabilone* als Zusatzbehandlung zu *Gabapentin* eine wirksame, gut verträgliche Kombination für MS-induzierte neuropathische Schmerzen ist und somit als neuartige therapeutische Kombination eingesetzt werden kann.
- Eine doppelblinde, Placebo-kontrollierte, randomisierte Studie über die Wirksamkeit von *Sativex®* als Zusatzbehandlung zur optimierten Standard-Antispastik-Behandlung bei 106 Patienten mit mittelschwerer bis schwerer MS-Spastik: Es zeigte sich eine klinisch relevante Verbesserung der resistenten MS-Spastik im Vergleich zur Anpassung der Erstlinien-Antispastika allein. MS-Spastik wird derzeit auch als medizinische Indikation für die Verschreibung von *Sativex®* akzeptiert.

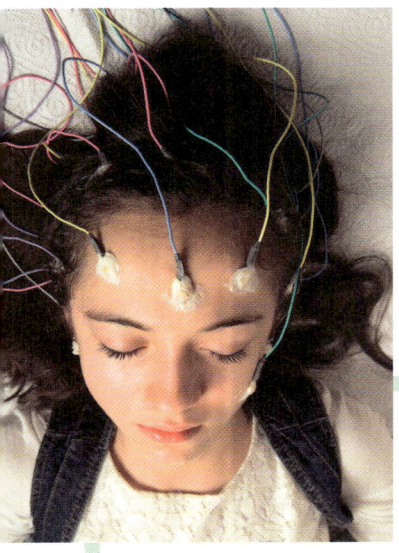

Ein Elektroenzephalogramm (EEG) wird gesetzt, um die spontanen elektrischen Aktivitäten des Gehirns aufzuzeichnen

beobachtet. Die Testgruppe erhielt ihrerseits viereinhalb Monate lang täglich 200 bis 300 Milligramm CBD. Während des gesamten Experiments nahmen die Patienten weiterhin die verschriebenen Antiepileptika, obwohl diese die Krankheit nicht mehr kontrollierten. Vier der acht CBD-behandelten Patienten blieben nahezu frei von Anfällen, und drei weitere zeigten eine teilweise Verbesserung ihres klinischen Zustands. CBD war bei einem Patienten ineffektiv. Der klinische Zustand von sieben Placebo-Patienten blieb unverändert, während sich der Zustand von einem Patienten deutlich verbesserte. Diese Studie erregte damals nicht viel Aufmerksamkeit, aber in den letzten Jahren wurde eine große Anzahl von Studien mit CBD bei Epilepsie durchgeführt, teilweise wahrscheinlich auch durch den Druck der Öffentlichkeit und der Eltern von epileptischen Kindern, besonders mit den sogenannten epileptischen Enzephalopathien wie dem Dravet- und Lennox-Gastaut-Syndrom.

Die molekularen Mechanismen von CBD und seine antikonvulsive Wirkung wurden unter vielen verschiedenen Versuchsbedingungen und einer Vielzahl von Anfallsmodellen untersucht. Noch heute haben wir kein klares Bild von allen beteiligten Mechanismen. Einige scheinen über die Cannabinoid-Rezeptoren vermittelt zu werden, während andere völlig rezeptorunabhängig sind. Die Auswirkungen von CBD auf die Kalziumsignalisierung und die schützende Rolle, die es für die neuronalen Mitochondrien hat, scheinen einen gewichtigen Teil der Wirkungen auszumachen.

Heute gibt es viele Studien, die die Wirksamkeit von Cannabinoiden als Zusatztherapie zu bestehenden AED belegen. Ein Großteil der Erkenntnisse über Ganz-Pflanzen-Präparate stammt aus Umfragen und Fallberichten. Ein sehr prominenter ist die Geschichte von Charlotte, einem kleinen Mädchen mit Dravet-Syndrom, das nach Beginn eines CBD-angereicherten Extrakts eine bemerkenswerte Verbesserung ihrer Anfälle erlebte.

Vor Kurzem wurden Placebo-kontrollierte Studien mit gereinigter, ölbasierter CBD-Präparation bei Patienten mit Dravet-Syndrom und Lennox-Gastaut-Syndrom durchgeführt. Die Ergebnisse dieser Studien zeigen, dass CBD als Zusatztherapie bei einer Dosierung von täglich 20 Milligramm pro Kilogramm Körpergewicht zur Reduzierung der Anfallshäufigkeit bei Patienten mit Dravet-Syndrom führte, und eine Dosierung von zehn Milligramm pro Kilogramm Körpergewicht und Tag die Häufigkeit von Sturzanfällen bei Patienten mit Lennox-Gastaut-Syndrom reduziert hat.

In den USA wurde eine Open-Label-Studie mit elf Epilepsiezentren durchgeführt. Damit bezeichnet man eine klinische

Studie, bei der sowohl die Probanden als auch der Prüfarzt über den verabreichten Wirkstoff in Kenntnis gesetzt werden. Dieses »entblindete« Studiendesign stellt das Gegenstück einer Einfachblindstudie und Doppelblindstudie dar. 214 Patienten im Alter von ein bis 30 Jahren mit schwerer, medikamentenresistenter Epilepsie wurden stationär aufgenommen und mit einer ölbasierten, flüssigen Formulierung von 99 Prozent reinem CBD (Anfangsdosis von zwei bis fünf Milligramm pro Kilogramm Körpergewicht und Tag, Maximaldosis von täglich 25 Milligramm pro Kilogramm Körpergewicht) behandelt. Der Mittelwert betrug 35 Prozent Rückgang der Gesamtanfälle. Die größte Anfallsreduktion von 55 Prozent lag bei Patienten mit fokalen Anfällen (fokal = herdförmig, nur einen Teil betreffend) und bei jenen mit atonischen Anfällen (Tonusverlust der Muskulatur) mit 54 Prozent. Die CBD-Therapie war mit verbesserten Werten für Energie, Müdigkeit, Gedächtnis, Kontrolle, Kontrolllosigkeit, kognitive Funktionen, soziale Interaktionen, Verhalten und allgemeiner Lebensqualität verbunden, die nicht mit Veränderungen der Anfallshäufigkeit korrelierten.

Im neurologischen Zentrum Ljubljana gibt es eine Gruppe von engagierten Kinderneurologen unter der Leitung von David Neubauer, die ähnliche Ergebnisse erzielt hat. In einer retrospektiven Studie wurden 66 Kinder einbezogen und mit einer öligen Lösung aus 98 Prozent reinem CBD behandelt. Diese Therapie wurde ausschließlich als Ergänzung zu bestehenden AEDs eingesetzt. Die Anfangsdosis betrug täglich ein Milligramm pro Kilogramm Körpergewicht, die wöchentlich erhöht wurde (bis zur maximalen Dosis von 16 Milligramm pro Kilogramm Körpergewicht und Tag), bis der gewünschte Effekt einer vollständigen Anfallskontrolle erreicht war. Der therapeutische Effekt wurde am häufigsten bei einer Dosis von acht Milligramm pro Kilogramm Körpergewicht und Tag erreicht. Bei 48,5 Prozent der Kinder wurde eine Verbesserung der Anfälle um mehr als 50 Prozent beobachtet, und 21,2 Prozent hatten gar keine Anfälle mehr. Kein Kind erlitt eine Verschlechterung, bei 22,7 Prozent konnten allerdings keine positiven Auswirkungen festgestellt werden. Neben der Verringerung der Anfälle beobachteten die Eltern auch eine Verbesserung des Verhaltens, des Schlafes und der grobmotorischen Funktionen, dazu mehr Wachsamkeit und bessere kognitive Leistungen, gesteigerten Appetit, eine glücklichere Stimmung, weniger Sprachstörungen, verstärkten Augenkontakt und verbesserte Kommunikation.

THC zeigte in mehreren Anfallsmodellen einige krampflösende Wirkungen, es gibt jedoch auch Hinweise darauf, dass

Überlegungen zur Verwendung von Hanf als Medizin

Der einfachste Weg für einen Arzt ist es, mit dem Arm auszuholen und zu sagen, dass es noch nicht genug Forschung über die Wirksamkeit von Hanf beziehungsweise. Cannabis gibt. Genauso ist es ein Leichtes, die Sicherheit von Cannabis infrage zu stellen. Aber da steckt nicht viel Logik dahinter. Die meisten der von uns verordneten Analgetika haben keine bewährte Wirksamkeit, sind doch auch hier bloß kleine Studien und subjektive Beurteilungen auf Schmerzskalen deren Grundlage. Dabei haben viele von ihnen eher unangenehme Nebenwirkungen. Im Vergleich sind die Nebenwirkungen von Cannabis zu nicht-steroidalen entzündungshemmenden Medikamenten vernachlässigbar.

Als Ärzte sollten wir nicht nur unsere Hände schwingen und Gedanken über den Konsum von Cannabis für medizinische Zwecke ablehnen, nur weil wir uns mit dem Thema unwohl fühlen oder um seine Wirksamkeit und Sicherheit besorgt sind. Dabei müssen wir uns auch an andere Medikamente erinnern, die uns verschrieben werden und manchmal dieselben oder sogar schlimmere Nebenwirkungen verursachen. Andererseits dürfen wir nicht so tun, als sorge Cannabis für eine harmlose, wundersame Heilung bei allen Krankheiten, was sicherlich nicht der Fall ist.

Lasst uns also das tun, was wir jeden Tag tun: Lasst uns für jeden Patienten die richtige Methode der Behandlung individuell betrachten und alle Risiken und Nutzen aller verfügbaren Medikamente sorgfältig abwägen. Wenn wir dies mit aller Präzision und Sorgfalt tun, wird die Verschreibung von Cannabis und Cannabinoiden für medizinische Zwecke zu etwas werden, hinter dem wir fest stehen können.

David Neubauer,
Kinderneurologe (siehe Interview S. 100)

es Anfalle auslösen kann. Daneben kann THC viele unerwünschte Wirkungen haben, einschließlich Sucht, psychiatrische Störungen sowie kognitive und motorische Beeinträchtigungen. Insbesondere bei pädiatrischen Patienten wird THC nicht als Behandlungsoption angesehen, da das reifende Gehirn sensitiver für solche Auswirkungen ist und Hinweise auf eine beeinträchtigte strukturelle und funktionelle Hirnkonnektivität vorliegen.

Kürzlich wurde eine Studie durchgeführt in Form einer offenen 20-wöchigen Intervention mit 20 Kindern mit schwerem Dravet-Syndrom, bei der auch THC verwendet wurde. Die Patienten erhielten eine Zusatztherapie mit einer Kombination aus CBD und THC. Die tägliche CBD-Dosis lag im Bereich von zwei bis 16, jene von THC bei 0,04 bis 0,32 Milligramm pro Kilogramm Köpergewicht. 19 Teilnehmer absolvierten die Studie. Sie ergab eine statistisch signifikante Verringerung der Anfallszahlen, des Spike-Index für das EEG und verbesserte Lebensqualitätsmessungen.

Neben CBD sind zwei weitere Cannabainoide zu erwähnen: Cannabidivarin (CBDV) und THCA. CBDV hat, ähnlich wie CBD, umfangreiche krampflösende Wirkungen der Epilepsie in Tiermodellen nachgewiesen. Bisher liegen jedoch keine klinischen Studien vor, die ihre Wirksamkeit an Menschen bestätigen. Es wurde festgestellt, dass THCA eine krampflösende Wirkung besitzt, und erneutes Interesse wurde durch die Tatsache geweckt, dass es in den USA manchmal bei Anfällen gereicht worden ist, weil es dort leichter verfügbar und günstiger als CBD ist. Auch hier liegen noch keine klinischen Studien vor.

Bei Epilepsie sollte der Kombination von Cannabinoiden mit AED besondere Aufmerksamkeit geschenkt werden, da bekannt ist, dass die Verwendung von CBD den Serumspiegel von AED unterschiedlich beeinflussen kann und daher sorgfältig überwacht werden sollte. Beispielsweise wurde beobachtet, dass die gleichzeitige Nutzung von CBD und *Clobazam*, einem Antikonvulsivum und zur Behandlung von Spannungs-, Erregungs- und Angstzuständen aus der Gruppe der Benzodiazepine, den Clobazam-Plasmaspiegel um 60 bis 80 Porzent erhöhte, während der Spiegel seines aktiven Hauptmetaboliten *Norclobazam* um 300 bis 500 Prozent stieg. So sollte die Einnahme von Cannabinoiden bei Epilepsie nur mit ärztlicher Überwachung, individueller Dosisanpassung und Abstimmung mit Medikamenten stattfinden.

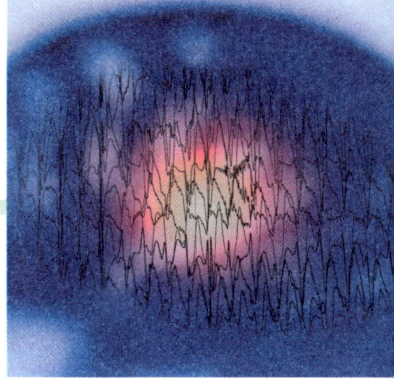

Elektroenzephalogramm (EEG) mit elektrischer Aktivität des abnormalen Gehirns

Interview mit Prof. Dr. David Neubauer

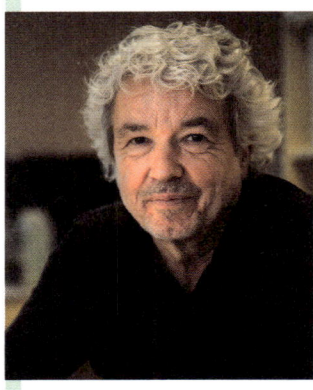

Prof. Dr. med. David Neubauer ist Kinderneurologe in der Pediatrischen Klinik UKCL Ljubljana und Mitarbeiter des Instituts ICANNA

Wie und wann haben Sie sich mit Cannabinoiden in Ihrer Praxis auseinandergesetzt?

Nach 40 Jahren klinischer Praxis traf ich 2014 zum ersten Mal auf Cannabidiol (CBD), als wir auf Initiative einiger Eltern von durch Epilepsie schwer betroffenen Kindern die erste isolierte CBD zur Behandlung von persistierender Epilepsie zu Studienzwecken erwarben.

Bei welchen Indikationen und medizinischen Situationen waren Cannabinoide am erfolgreichsten?

Wir haben bereits in einem von uns publizierten Artikel bewiesen, dass wir die erfolgreichsten Behandlungen der persistierenden Epilepsie bzw. der Enzephalopathie (Funktionsstörung des Gehirns) mit Cannabinoiden durchführen konnten. Aber auch bei der Behandlung von Spastik bei Bewegungsstörungen, deren Ursache in einer frühkindlichen Hirnschädigung liegt, und bei Verhaltensproblemen wie Autismus.

Haben Patienten und Angehörige Fragen über die Möglichkeiten der Therapie mit Cannabinoiden?

Eltern fragen oft nach der Möglichkeit einer Behandlung mit Cannabinoiden gegen Epilepsie, Spastik, Autismus und Verhaltensstörungen. In den meisten Fällen können wir helfen.

Welche sind die häufigsten Hindernisse, denen Sie als Arzt begegnen, wenn es um eine Cannabinoid-Therapie geht?

Die häufigste Barriere ist immer noch die Stigmatisierung von Cannabis als Droge. Es gibt immer noch viele rechtliche und administrative Hindernisse, die Qualitätsstudien in diesem Bereich verhindern.

Was wünschen Sie sich für die Zukunft der Cannabinoid-Therapie?

Es sollte eine Objektivierung der Cannabisforschung eingeleitet werden, um die Gesamtheit aller Prozesse untersuchen zu können, denen die Cannabinoide im Körper unterliegen. Damit ich die verschiedenen Kombinationen von CBD und THC untersuchen kann, wäre es sinnvoll, wissenschaftliche Studien zu fördern statt sie zu behindern.

Fallbeispiel (Kind, 8 Jahre; Autismus)

Bald nach dem ersten Geburtstag und der ersten Antibiotikatherapie reagierte unser kommunikatives Baby nicht mehr auf seinen Namen, interessierte sich nicht mehr für die Außenwelt, wiederholte immer wieder dasselbe Muster. Leider brachte uns die Diagnose Autismus keine professionelle oder finanzielle Hilfe, sondern nur eine Grundlage zur Selbsthilfe. Wir suchten nach einer geeigneten Therapie und informierten uns.

Bei der nächsten Therapie mit Antibiotika wurde unser Kind nochmals in seiner Entwicklung zurückgeworfen. Mit zweieinhalb Jahren sprach es kein Wort, zeigte nicht, ob es etwas brauchte oder Schmerzen hätte. Im Alter von drei Jahren wurde uns geraten, geeignete Ersatzkommunikationen zu finden, da unser Sohn wahrscheinlich nie werde sprechen können.

Das war der Wendepunkt. Aus eigenem Ansporn begannen wir eine CBD-Behandlung, die zur Folge hatte, dass unser Kind einen friedlicheren Schlaf finden konnte. Wenn Eltern verzweifelt sind, versuchen sie ihrem Kind zu helfen. Aber außer einem guten Schlaf hatten wir keinen weiteren Erfolg. Da gaben wir unserem Sohn eine trotz vorhergehender Bedenken Cannabis mit einem etwas erhöhten THC-Gehalt. Eine Woche später sprach er das erste Wort und kam nach einer 14-tägigen Therapie ins Leben zurück.

Nun ist er sechs Jahre alt. Er spricht beinahe perfekt, hat ein großartiges Vokabular, kennt die Flaggen aller bekannten Länder und deren geografische Positionen und weiß viel über die Planeten des Sonnensystems und die meisten Konstellationen. Er liest und schreibt besser als seine Altersgenossen und zeichnet auf dem Niveau eines Zehnjährigen. Er kann sagen, ob etwas weh tut oder wenn er etwas braucht. Er ist immer noch empfindlich und erhält bei Bedarf eine wöchentliche Zäpfchentherapie, womit die Probleme sofort aufhören.

Als wir beim Arzt sehr vorsichtig Cannabis erwähnten, wurde er wütend und sah uns an, als wollten wir aus dem Kind einen Drogensüchtigen machen. Seither haben wir kein Wort mehr davon erwähnt, da wir das Risiko einer Anzeige vermeiden wollen. Wir fingen an, Ärzte zu schätzen, die Verständnis und Wissen aufbringen. Wir verstehen nicht, warum man seinem Kind nicht selbst helfen darf, wenn die Medizin keine Lösung des Problems anbieten kann – ohne Stigmatisierung und Angst vor Bestrafung. Wir werden in jedem Fall unsere guten Erfahrungen mit anderen Betroffenen teilen.

Hanf gegen Krebs
Coautorin: Prof. Dr. Tamara Lah Turnšek, Krebsforscherin

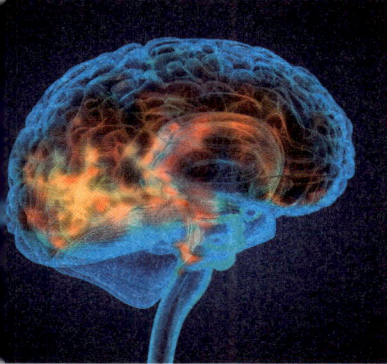

3-D-Darstellung eines menschlichen Gehirntumors

Hanf wurde wahrscheinlich für die Behandlung von Krebs verwendet, lange bevor der Begriff »Krebs« in unseren Sprachgebrauch kam. Den Terminus »karkinoma«, Karzinom, reservierten die griechischen Gelehrten für besonders schwere Verlaufsformen der Krankheit. Die Unterscheidung, was gut- und was bösartig war, fiel ihnen allerdings noch schwer. Letzte Klarheit brachte oft erst, bitter genug, der Tod des Patienten. Doch Hippokrates beschrieb Symptome der Tumorausbreitung, und die erinnerte ihn an die vielen beweglichen Beine der Krabbe. Durch alte Zivilisationen wurden die Beschreibungen der Symptome dieser Krankheit in vielen alten Schriften gefunden, ebenso wie der Gebrauch von Hanf zur Behandlung dieser Patienten.

Die Krebshäufigkeit nimmt heute weltweit zu und ist nach Herz-Kreislauf-Erkrankungen die zweithäufigste Todesursache. Die Zukunft ist aufgrund der aktuellen epidemiologischen Daten noch beängstigender, denn in 20 Jahren werden jeder zweiter Mann und jede dritte Frau Krebspatienten sein. Obwohl es viele moderne Therapieansätze gibt, die auf neuen, sich ständig weiterentwickelnden Erkenntnissen und Technologien basieren und der modernen Onkologie neue Behandlungsmöglichkeiten bieten, klingt die Diagnose selbst für viele Patienten immer noch wie ein Todesurteil. Und Tatsache ist, dass sich die Prognose bei einigen Krebsarten über Jahrzehnte hinweg nicht verbessert hat.

Die Illusion, die Heilung des Krebses zu finden, wird heute durch das Ziel ersetzt, die Tumorbösartigkeit zu zähmen und Krebs in eine chronische Krankheit mit längerer Lebenserwartung und besserer Lebensqualität zu verwandeln. Dank intensiver Bemühungen in der Krebsforschung sind diese Strategien bei Leukämie und Brustkrebs erfolgreich. Ähnliches ist zum Beispiel beim Glioblastom, dem aggressivsten Hirntumor, und vielen anderen noch nicht gelungen. Daher werden zusätzliche, adjuvante Behandlungen vorgeschlagen und getestet. Wir wissen heute, dass die beste Strategie zur Krebsbekämpfung darin besteht, mehrere Kugeln gleichzeitig abzuschießen, was wir »kombinatorische Behandlung« nennen. Ein solcher Ansatz sollte auf die Bedürfnisse und Charakteristiken des Patienten zugeschnitten sein, was wir als »Präzisionsmedizin« bezeichnen.

Die zunehmende Forschung und die weltweite Debatte unter Onkologen über die möglichen Verbesserungen der Behandlungsmöglichkeiten deuten auf Cannabinoide hin. Seit einigen Jahren hat der US-amerikanische Filmausstatter Rick Simpson als selbsternannter Wunderheiler mit seinen Büchern und Vorträgen weltweit viel Aufmerksamkeit erregt, wie er seinen und den Krebs anderer Menschen mit Cannabisextrakten geheilt haben will. Wenn Menschen mit einer lebensbedrohlichen Diagnose wie Krebs konfrontiert werden, suchen sie verständlicherweise nach jedem Weg, der ihnen Hoffnung auf Heilung gibt. Aber gibt es wissenschaftliche Beweise dafür, dass Hanf wirklich helfen kann, oder sind das nur Anekdoten und Märchen?

Aus dem Kapitel über das Endocannabinoid-System haben Sie bereits den Eindruck gewonnen, wie wichtig das ECS ist und dass es viele Aktivitäten unseres Körpers reguliert. Es hält unsere Zellen in Funktion und unter Kontrolle und stellt sicher, dass wir in einem biochemischen Gleichgewicht bleiben. Das ist auch wichtig, um sicherzustellen, dass alte Zellen durch neue ersetzt werden, dass der programmierte Zelltod (Apoptose), das Selbstrecycling von Zellen (Autophagie) und alle anderen Prozesse zur richtigen Zeit und am richtigen Ort stattfinden. Genau das sind die Vorgänge, die bei der Entstehung von Tumoren und dem Fortschreiten von Krebs als Krankheit entscheidend ins Ungleichgewicht geraten. Die Rolle des ECS und die Wirkung exogener Cannabinoide auf normale und bösartige Zellen sind umfassend untersucht und viele Aspekte wurden aufgeklärt. Dennoch müssen wir noch viel mehr erforschen, um die Komplexität besser zu verstehen und sie für die Behandlung zu nutzen. Was wir mit Sicherheit sagen können ist, dass die Endo- und Exo-(Phyto-)cannabinoide eine zentrale Rolle spielen bei der Zellproliferation, dem Zellzyklus, der Apoptose und der Autophagie in gesunden und in Krebszellen. Im gesamten Körper modulieren sie Immunantworten, neuronale Reaktionen und koordinieren die Reaktionen auf die Tumorentwicklung.

> Bei der Entstehungg eines **Tumors** geraten die Zellprozesse ins **Ungleichgewicht**: Cannabinoide können hier entgegenwirken.

Schutzfunktion des ECS bei Krebs

Wir haben bereits hinlänglich ausgeführt, dass das Endocannabinoid-System als wichtiger SOS-Mechanismus schwach oder gar nicht mehr funktionieren wird, wenn wir es über einen längeren Zeitraum ständig herausfordern. Dies ist in der Regel einer der ersten Schritte bei der Entwicklung chronischer Krankheiten, darunter auch Krebs.

Viele Studien haben bewiesen, dass Endocannabinoide und auch Phytocannabinoide bei der Prävention und Behandlung von bösartigen Erkrankungen von Vorteil sein können. Diese Effekte hängen von der Bindung an die Rezeptoren ab, nicht nur auf CB1 und CB2, sondern auch TRPV1, GPR55. Einige Cannabinoide haben dazu noch eine rezeptorunabhängige Wirkungsweise. Endocannabinoide und exogene Cannabinoide konkurrieren um die gleichen Rezeptoren, aber die Auswirkungen können sich manchmal als unterschiedlich erweisen.

Im Hinblick auf Sicherheit oder zytotoxische Effekte wurde die Frage gestellt, ob Phytocannabinoide als solche Krebs verursachen, insbesondere wenn sie als Tabakrauch eingeatmet werden. Einige Studien haben in der Tat gezeigt, dass bei der Verbrennung der Pflanze ähnliche Karzinogene wie im Tabakrauch entstehen, also Kohlenmonoxid, Cyanwasserstoff und Nitrosamine. Auch polyzyklische aromatische Kohlenwasserstoffe wie das karzinogene Benzopyren und das Benzoanthracen wurden im Cannabisrauch identifiziert. Die Ergebnisse mit menschlichen Zellen aus Mundhöhle und Lungen zeigen, dass die Behandlung der Zellen unter Bedingungen, welche die Exposition mit Cannabisrauchern simulieren, zu einer Schädigung des Erbguts in den Epithelien der Atemwege führen kann. Allerdings wurden alle toxischen Effekte mit höheren Konzentrationen beobachtet, als man beim Rauchen erwarten würde. Und natürlich lösen solche Effekte nicht unbedingt Krebs aus oder verursachen ihn.

Auf der anderen Seite gibt es viele Möglichkeiten, wie das Endocannabinoid-System der Entstehung und dem Fortschreiten von Krebs entgegenwirken kann. Jahrzehntelange Krebsforschung führte zur Erkennung spezifischer Eigenschaften von Tumorzellen, die sie von normalen Zellen unterscheiden. In Bezug auf Cannabinoid-Interaktionen gibt es neben der unkontrollierten Zellteilung und dem Wachstum drei entscheidende Prozesse im Krebsverlauf:

- **Die Apoptose** oder programmierter Zelltod. Krebszellen »vergessen« zu sterben, nachdem ihr Lebenszyklus abgeschlossen ist und sie durch neue Zellen ersetzt werden sollten. Dieser Mechanismus ist in Krebszellen defekt und so sammeln sich immer mehr Zellen – ein Tumor entsteht.
- **Die Angiogenese** ist die Bildung neuer Blutgefäße. Wenn ein Tumor wächst, benötigt er mehr Nährstoffe und Sauerstoff, sodass neue Blutgefäße gebildet werden, die ihn versorgen.
- **Die Metastasierung** ist die Ausbreitung von Tumorzellen vom Primärtumor auf andere Gewebe. Dieser Begriff wird von Onkologen und Patienten gleichermaßen gefürchtet, da er in der Regel mit einer wesentlich schlechteren Prognose einhergeht. Dazu muss das Tumorgewebe Enzyme produzieren, die es

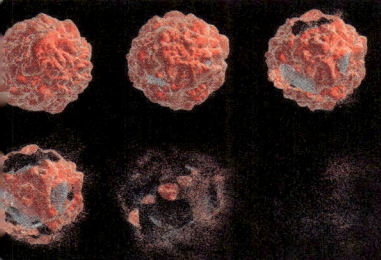

Apoptose einer Krebszelle

der einzelnen Tumorzelle ermöglichen, sich vom Primärtumor zu trennen und über eine extrazelluläre Gewebematrix, die schwer zu überwinden ist, in das umgebende Gewebe und ins Blut zu wandern, um andere Körperteile zu besiedeln. Diese Enzyme werden als Proteasen bezeichnet und können die Barrieren des Gewebeproteins abbauen, damit die Zellen migrieren können.

In allen drei beschriebenen Schritten ist das ECS maßgeblich beteiligt. Es bewahrt und stellt die Fähigkeit der Zellen zur Apoptose wieder her, es hemmt die Bildung neuer Blutgefäße und hemmt die Produktion von Proteasen zur Ausbreitung des Tumors. Wenn das Endocannabinoid-System gut funktioniert, schützt es den Körper und verhindert, dass sich Tumore bilden und fortschreiten.

> **Krebs ist nicht gleich Krebs:** Es gibt über 400 verschiedene Erkrankungen mit spezifischen Symptomen.

Die Rolle von Cannabinoiden bei Krebs

Das Wort Krebs wird oft als einheitlicher Begriff verwendet, der alle bösartigen Erkrankungen beschreibt. Dabei ist aber zu bedenken, dass es über 400 verschiedene Formen von Krebs gibt, also verschiedene Krankheiten mit spezifischen Symptomen, die auch sehr unterschiedlich auf konventionelle und die Behandlung mit Cannabinoiden reagieren. Was also tun, wenn die Diagnose Krebs bestätigt ist? Im Folgenden werde ich die allgemeinen Mechanismen der potenziellen Anwendung von Cannabinoiden beschreiben, insbesondere bei drei Krebsarten: beim **Brustkrebs**, der häufigsten Krebsart bei Frauen, dem **Prostatakrebs**, der häufigsten Krebsart bei Männern, und dem **Hirntumor-Glioblastom** mit einer sehr schlechten Prognose. Bei fortschreitendem Krebs zielt die aktuelle Cannabinoid-Forschung vor allem auf das Management der Symptome und auf die Beeinflussung des Tumor- und Krankheitsverlaufs.

Management der Symptome

In Bezug auf die Symptome, die normalerweise mit Krebs einhergehen, können Cannabinoide sehr nützlich sein, was von Arztpraxen in vielen EU-Ländern schon anerkannt wurde. Die Symptome, die sich vor allem auf die Lebensqualität von Krebspatienten auswirken und von Cannabinoiden bekämpft werden können, sind:
- Übelkeit
- Appetitlosigkeit
- Schmerzen
- Depressionen
- Schlaflosigkeit

- Verlust der Widerstandsfähigkeit gegen Infektionen
- Anergie – Verlust der allgemeinen Lebenskraft

In den meisten EU-Ländern können Cannabinoid-basierte Medikamente von Ärzten für krebsbedingte Symptome verschrieben werden. Welche Art von Cannabinoiden (entweder synthetisch oder pflanzlich) und in welcher Darreichungsform (Öltropfen, Zäpfchen, Kapseln) hängt von der Gesetzgebung sowie den institutionellen ethischen Protokollen und Praktiken jedes Landes ab.

Für krebsassoziierte Symptome dürfen Ärzte verschiedener Fachrichtungen in Europa *Dronabinol* (THC) verschreiben – in Österreich auch das synthetische THC-Derivat *Nabilone* und Cannabidiol (CBD) – und in einigen Ländern (Kanada) auch *Sativex*. Es ist selten, dass Ärzte pflanzliche Produkte verschreiben können, entweder erlaubt es die juristische Lage nicht oder es ist nicht in den Apotheken erhältlich. Für Patienten ist das ein großes Problem, denn oftmals sind die erhältlichen Produkte synthetische oder isolierte Cannabinoide, die ohne den Entourage-Effekt nicht den vollen medizinischen Nutzen bringen, weil der Synergismus des ganzen Pflanzenextrakts fehlt. Die synthetischen Substanzen sind bekanntlich weniger wirksam und verursachen mehr Nebenwirkungen. Auch ein relevantes Problem für Patienten ist, dass die Krankenkassen die Kosten für die Behandlung in der Regel nicht übernehmen – für viele ist die Behandlung

Arzneimittel, die in der EU am häufigsten erhältlich sind

- **Dronabinol** – synthetisches THC, das psychoaktive Cannabinoid

- **Nabilone** – synthetisch modifizierte Version von THC

- **Cannabidiol** – pflanzliches oder synthetisches CBD (Canabidiol)

- **Sativex** – pflanzenabgeleitetes Gemisch aus gleichen Mengen an THC und CBD

zu teuer und deshalb werden entweder Nahrungsergänzungsmittel mit CBD oder Extrakte auf dem Schwarzmarkt gekauft. Die Onkologen zögern noch, da es keine ausreichend standardisierten klinischen Studien gibt wie für andere Chemotherapeutika, und sie häufig auch Vorurteile gegen den »Drogenmissbrauch« haben. Eine solche Einstellung ist oft auch kontraproduktiv, da sie die Patienten mit Dilemmata und offenen Fragen allein lässt. Aber in der Tat zeigen Studien, dass Nahrungsergänzungsmittel mit CBD sehr effizient bei der Behandlung krebsbedingter Symptome sein können. Der richtige Einsatz von hochwertigen CBD-Produkten kann von vielfältigem Nutzen für Krebspatienten sein.

Krankheitsverlauf

Erfahrungen haben gezeigt und die Wissenschaft hat es bestätigt: Für medizinische Zwecke ist es am besten, Phytocannabinoide, also Cannabinoide aus Hanf zu verwenden. Von allen Cannabinoiden sind THC und CBD die am besten untersuchten, auch in Bezug auf Krebs. Es wurde festgestellt, dass CBD eine sehr starke krebsbekämpfende Wirkung hat, die im Folgenden ausführlich vorgestellt wird.

Apoptose, Angiogenese und Metastasierung sind die Prozesse, die für die Krebsentstehung und -progression entscheidend sind. Immer mehr Forschungsprojekte haben gezeigt, dass CBD alle diese Prozesse beeinflusst und reguliert. Dies kann den Krebsverlauf signifikant beeinflussen und das Krankheitsbild verbessern. Dazu hat THC noch einen starken Einfluss auf die Autophagie. Das ist ein sehr wichtiger Prozess in normalen und Krebszellen, der so etwas wie eine zelluläre Recyclinganlage ist, in der Zellen oder deren Teile als Bausteine für neue Zellen wiederverwertet werden. Dieser Prozess ist bei Krebs gestört, und THC scheint in der Lage zu sein, ihn wieder funktionsfähig zu machen. Eine Kombination aus CBD und THC kann dabei viele der entscheidenden Prozesse bei Krebs positiv beeinflussen und effektiv dazu beitragen, bösartige Zellen aus dem Körper zu entfernen.

Es gibt verschiedene Wege, wie Cannabinoide den Tumorverlauf beeinflussen:
- Hemmung der Viabilität und Proliferation von Tumorzellen
- Zellzyklus-Stillstand
- Induktion von Autophagie und Apoptose
- Beeinträchtigung der Invasivität durch Hemmung der Migration von Krebszellen
- Reduzierung des Metastasenauswuchses

- Reduzierung der Angiogenese und Neovaskularisierung
- Stimulierung der Immunantwort gegen Krebs

Wie wir schon wissen, besteht die Hanfpflanze nicht nur aus CBD und THC, sondern enthält insgesamt 1064 verschiedene Substanzen, davon mehr als 140 Cannabinoide. Wissenschaft und Praxis haben gezeigt, dass die besten Effekte mit Ganzpflanzenpräparaten erzielt werden. Diese Produkte enthalten nicht nur einige Cannabinoide, sondern das gesamte Spektrum zusammen mit Terpenen, Flavonoiden und anderen biologisch (in)aktiven Substanzen, was den synergistischen Entourage-Effekt ermöglicht, wie es der Cannabisforscher Rafael Mechoulam genannt hat.

Brustkrebs – der häufigste Krebs bei Frauen

In den letzten Jahrzehnten hat es große medizinische Fortschritte bei der Behandlung von Brustkrebs gegeben, und die Sterblichkeitsrate ist seit Ende der 1990er Jahre gesunken, hauptsächlich aufgrund der adjuvanten systemischen Therapie und der früheren Erkennung. Aber bestimmte Subtypen von Brustkrebs sind nach wie vor resistent gegen konventionelle Therapien. Neue präklinische Untersuchungen deuten darauf hin, dass Cannabinoide bei der Behandlung aller Subtypen von Brustkrebs nützlich sein können, mit dem stärksten Beweis für das therapeutische Potenzial von HER2-positiven und dreifach-negativen Brusttumoren. Das therapeutische Potenzial von Cannabinoiden ist besonders wichtig für Frauen mit dreifach-negativem Brustkrebs, da es derzeit keine Standardtherapie gibt und die Prognose schlecht ist. Die Cannabinoide müssen jedoch nicht nur an die Klassifizierung von Brustkrebs, sondern auch an jeden einzelnen Fall angepasst werden.

Allgemein steht fest, dass alle Brustkrebs-Subtypen gut auf CBD ansprechen. Seine Wirkung entsteht durch die Kombination der direkten Aktivierung von TRPV1-Rezeptoren und der schwachen oder indirekten Aktivierung von CB2-Rezeptoren. Außerdem inhibiert, also hemmt es auch den Abbau von Anandamid. CBD bewirkt Stresssignale auf das endoplasmatische Retikulum (ER) – ein Zellorganell, das als schlauchartige, labyrinthische Struktur, die in der Zelle vor allem Speicherungsaufgaben erfüllt –, was zu Autophagie und Apoptose führt. Ein anderes pflanzliches Cannabinoid, das Cannabigerol oder CBG, hat sich bei Brustkrebs als wichtig erwiesen, möglicherweise, weil es CB2-Rezeptoren aktiviert. THC ist nur bei einigen Subtypen von Brustkrebs anwendbar. Die Verwendung von Ganzpflanzenextrakten, die sich auf den Gehalt an CBD und CBG konzentrieren, wird daher am besten durch Nachweise gestützt.

Die Vorteile von Hanfprodukten aus der ganzen Pflanze sind vielfältig. Wie die neuesten Forschungsergebnisse zeigen, spielen Terpene eine herausragende Rolle, haben sie doch medizinisches Potenzial, die biologischen Wirkungen von Cannabinoiden zu verstärken. So bewies der Neurowissenschaftler Ethan Russo, Fakultätsmitglied an der Universität von Washington, Gastdozent an der Harvard Medical School und Direktor von R&D im tschechischen Institut ICCI, dass neben dem CBD auch Terpene die nachteiligen Auswirkungen von THC mildern und somit die therapeutische Wirksamkeit des Cannabinoids begünstigen. Russo geht davon aus, dass dieses Zusammenwirken von Cannabinoiden und Terpenen die heilenden Eigenschaften des Cannabis verstärkt.

Typ und Menge der Terpene hängen allerdings vom Chemotyp – der Varianten innerhalb einer Pflanzenfamilie –, sowie von den Anbaubedingungen und den Verarbeitungsmethoden ab. Wie auch bei den Cannabinoiden sammeln sich Terpene hauptsächlich im ausgeschiedenen Harz der Pflanze an. Zwei Terpene, die besonders im Kampf gegen Brustkrebszellen nützlich sein können, sind *Limonen* und *Elemen*.

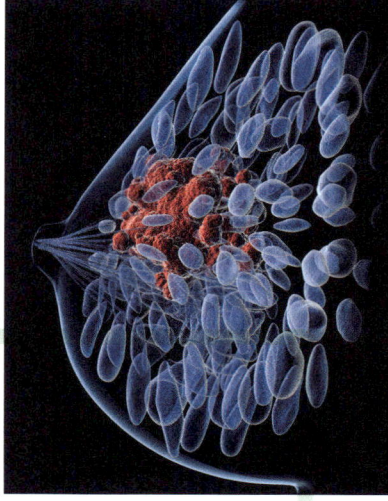

Brustkrebs: Läppchen, Milchgänge und Tumor (orange)

- **Limonen** ist in vielen Hanf-Chemotypen reichlich vorhanden und kann nachweislich die Apoptose (Zelltod) von Brustkrebszellen hervorrufen. Eine Studie mit präoperativen Brustkrebspatientinnen zeigte, dass Limonen im Zellzyklus des Brustgewebes einen Entwicklungsstillstand auslöste und es in der Folge zu verminderter Proliferation (Wucherung) kam.
- **Elemen** ist in niedrigen Konzentrationen nur in einigen Hanf-Chemotypen zu finden, hat aber sehr vielversprechende Effekte. Es ist seit 1993 für die Behandlung von Krebs in China zugelassen und wurde in mehreren Krebsmodellen umfassend untersucht. Es hat sich gezeigt, dass es das Wachstum der Tumorstammzellen gezielt verhindert und auch die Multi-Medikament-Resistenz und das Fortschreiten von Brustkrebs bei Patientinnen mit Rezidiv lindern kann.

Die verschiedenen Brustkrebsarten

Unter »Brustkrebs« ist eigentlich eine Gruppe von Krankheiten mit unterschiedlichen molekularen Profilen zu verstehen, die mit verschiedenen Therapien behandelt werden, die ihrerseits wiederum unterschiedliche klinische Ergebnisse zeigen. Die molekulare Diagnose ist mit biologischen Markern definiert, die den Ärzten eine Orientierung für die weitere Behandlung geben. Basierend auf diesen Profilen werden die Brusttumore in mehrere pathologische Subtypen unterteilt. Die Besonderheiten der Cannabinoidtherapie für diese Subtypen werden im Folgenden erläutert.

Östrogenrezeptor positiv (ER+) oder Progesteronrezeptor positiv (PR+)

Ungefähr zwei von drei Fällen von Brustkrebs (häufiger bei älteren Frauen) haben Rezeptoren für ein oder beide dieser Hormone. ER+/PR+-Patientinnen sprechen gut auf die Behandlung mit einer Kombination aus den Phytocannabinoiden CBD und THC an. Es wurde festgestellt, dass Cannabinoide den Zellzyklus stoppen und dadurch verhindern, dass sich Krebszellen teilen. Cannabinoide beeinträchtigen effektiv die Migration von ER+/PR+-Krebszellen und modulieren dadurch die hormonempfindliche Brustkrebsmetastasierung. Bei ER+ (einschließlich triple-positive) Brustkrebspatientinnen sollte THC mit großer Vorsicht genutzt werden, da einige Daten darauf hindeuten, dass hohe Konzentrationen von THC das Wachstum des Tumors stimulieren können. Für die ER+-Patientinnen ist eine Behandlung mit THC und CBD im Verhältnis 1:2 oder überwiegend CBD am besten geeignet.

HER2/neu (a.k.a. HER2 oder ErbB2)

HER2/neu ist ein Protein, das bei bestimmten Typen von Brustkrebs überexprimiert, also ein Zuviel produziert. HER2-positive Krebsarten verbreiten sich schneller als andere Krebsarten, aber es gibt derzeit biologische Therapeutika (Antikörper), um den Metastasen entgegenzuwirken. Die Prognose für HER2+-Patientinnen hat sich seit der Einführung der biologischen Therapie mit Antikörpern deutlich verbessert. Präklinische Studien deuten darauf hin, dass Cannabinoide auch hier als adjuvante Behandlung nützlich sein können, insbesondere die Verwendung von THC. Dieses Cannabinoid zeigte eine signifikante Anti-Tumor-Wirkung, und die Behandlung reduzierte nicht nur das Tumorwachstum, sondern auch die Anzahl der Tumore und deren Ausbreitung. Auch die Anzahl der Tumorblutgefäße war rückläufig. Aufgrund der starken Evidenz für den therapeutischen Einsatz von THC bei diesem Brustkrebstyp werden in diesem Subtyp von Brustkrebs Protokolle mit einem höheren THC-Gehalt im Verhältnis THC:CBD 1:1 bis 3:1 vorgeschlagen.

> HER2+-positive Krebsarten verbreiten sich **schneller** als andere.

Dreifach-negativer Brustkrebs

Diese Tumorart bildet Krebszellen, denen sowohl Östrogen- als auch Progesteron- sowie HER2/neu-Rezeptoren fehlen, deshalb werden sie »dreifach-negativ« genannt. Dieser Brustkrebs-Typus breitet sich aggressiv aus und reagiert schlecht auf Hormon-Antagonisten oder Antikörper gegen HER2. Präklinische Studien zeigen, dass dieser Brustkrebs-Typus effektiv mit Cannabinoiden behandelt werden kann. Viele synthetische Cannabinoide wurden getestet und zeigten positive Ergebnisse, von der Hemmung der Zellproliferation über die Erhöhung der Apoptose bis hin zur signifikanten Reduktion des Tumorwachstums und der Bildung neuer Blutgefäße. Synthetische Cannabinoide sind trotz ihrer Beschränkungen für die Forschung sehr nützlich, um die Mechanismen der Anti-Tumor-Wirkung von Cannabinoiden aufzuklären. Interessanterweise werden einige dieser Effekte durch den CB1-Rezeptor vermittelt, aber die Mehrheit aktiviert den CB2-Rezeptor. Daraus kann der Schluss gezogen werden, dass in diesem Fall die besten Ergebnisse erzielt werden, wenn beide Cannabinoidrezeptoren aktiviert werden. Dies zeigt einmal mehr die Vorteile von Ganzpflanzenextrakten, die Substanzen enthalten, die beide Rezeptoren aktivieren.

Trauen Sie sich nur

Wichtig zu erwähnen ist, dass Cannabinoide in Kombination mit konventionellen Krebsbehandlungen eine synergistische Wirkung mit einigen Medikamenten haben, was darauf hindeutet, dass die Kombination von konventionellen und Cannabinoid-Behandlungen sinnvoll ist, aber in einigen Fällen auch umgekehrt! Dies ist besonders relevant bei der Behandlung mit dem Medikament **Tamoxifen**, einem Antagonisten der ER+-Rezeptoren, der auch als inverser Agonist an Cannabinoid-Rezeptoren bindet. Er verhindert so die Bindung von Cannabinoiden und verringert ihre Wirksamkeit. Onkologen und Apotheker sollten darauf achten, wenn Patientinnen eine Kombination von onkologischen Medikamenten mit Cannabinoiden einnehmen. Denn wie Umfragen zeigen, konsumieren bis zu 80 Prozent der onkologischen Patienten Cannabinoide, meist ohne es ihren Ärzten zu sagen, aus Angst, verurteilt, abgelehnt oder sogar strafrechtlich verfolgt zu werden.

Prostatakrebs – der häufigste Krebs bei Männern

Prostatakrebs ist ein großes Problem in der modernen Gesellschaft, und zwar seit Jahrzehnten. Es ist die häufigste Krebsart bei Männern und die zweithäufigste Ursache für den Krebstod. Bei einem von sieben Männern wird Prostatakrebs im Lauf des Lebens diagnostiziert. Dieser Krebstypus ist auch nicht einfach zu behandeln, denn es zeigt sich, dass 45 Prozent der Patienten in den ersten zwei Jahren ein Rezidiv haben, 77 Prozent in den ersten fünf Jahren und 96 Prozent zehn Jahre nach der gewählten Therapie. Basierend darauf besteht ein grundlegendes Bedürfnis nach neuen Behandlungsmethoden für den Prostatakrebs.

Die erhöhte Stimulation von Cannabinoid-1- und -2-Rezeptoren der Prostatakrebszellen führt zum Absterben der Tumorzellen, zu erhöhter Apoptose, zur Reduktion der Androgen-Rezeptor-Expression und der prostataspezifischen Antigen-(PSA)Expression sowie -Sekretion. Studien zeigten, dass pflanzliche Cannabinoide, insbesondere CBD, starke Inhibitoren sind, also Substanzen zur Einschränkung chemischer Vorgänge. Und sie verhindern die Lebensfähigkeit von Prostatakrebszellen. CBD hemmt die Angiogenese, also die Neubildung von Blutgefäßen zur Versorgung der Krebszellen und mildert auch Gewebeschäden nach Strahlentherapie. Aber auch THC kann dem Prostatakarzinom durch Aktivierung der Cannabinoid-CB1- und CB2-Rezeptoren entgegenwirken. Die Aktivierung beider Rezeptoren führt zu signifikanten positiven Effekten, was darauf hindeutet, dass Cannabinoide für die Behandlung von Prostatakrebs hinzugezogen werden sollten.

Prostatadrüse mit krebsartigem Tumor

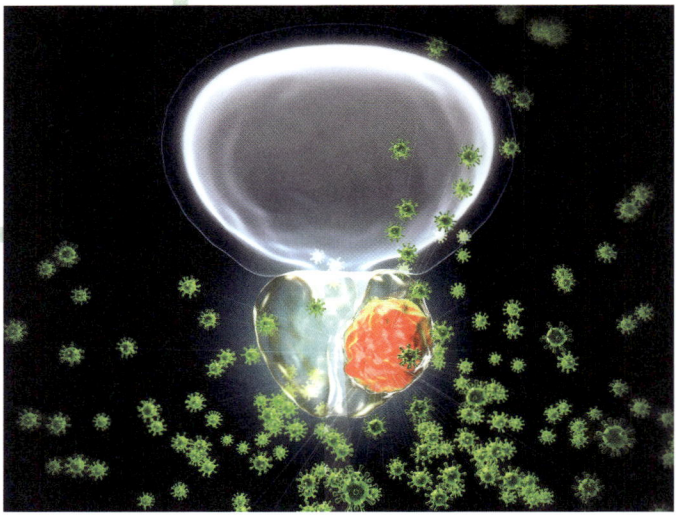

Darüber hinaus wäre es für Prostatakrebspatienten empfehlenswert, auch die Verwendung von CBG in Betracht zu ziehen, da es CB2 und TRPM8 aktiviert, beides relevante Rezeptoren in den Prostatakrebszellen.

Von den Terpenen verdient **Guaiol** mehr Aufmerksamkeit bei der Behandlung der Prostata. Es hat ein angenehmes, rosenartiges Aroma, ist ungiftig und in vielen Hanf-Chemotypen in relativ hoher Konzentration enthalten. Wichtig ist auch, dass es eine schwach hemmende Wirkung auf die 5-Alpha-Reduktase hat (SRD5). Damit bezeichnet man drei Isoenzyme, die unter anderem die Umwandlung von Testosteron in dessen wirksamere Form Dihydrotestosteron katalysieren, was bei einer Vergrößerung der Prostata (benigne Prostatahyperplasie) und auch bei malignen Erkrankungen der Prostata hilfreich sein kann.

Ebenso wie bei Brustkrebs ergeben die präklinischen Studien, dass ganze Pflanzenextrakte vorteilhafter sind als isolierte Cannabinoide. Behandlungsprotokolle, die CBD, CBG und THC beinhalten, sollten bevorzugt werden, sowie möglicherweise das Terpen Guaiol. Die Cannabinoid-Behandlung scheint gut mit dem Anti-Androgen **Bicalutamid** und dem potenten Chemotherapeutikum **Docetaxel** kombinierbar zu sein, das bei Prostatakrebs verabreicht wird. Die Cannabinoid-Therapie sollte besonders bei Männern in Betracht gezogen werden, die an fortgeschrittenen Erkrankungen mit Knochenmetastasen leiden, die nicht nur von der möglichen anti-androgenen, sondern auch von der schmerzlindernden, antidepressiven und angstlösenden Wirkung der Cannabinoide profitieren würden, was die Lebensqualität der Patienten weiter verbessert.

Das Glioblastom – der aggressivste und tödlichste Krebs

Hirntumore unterscheiden sich stark von anderen Krebsarten, denn sie bilden keine Metastasen in anderen Organen des Körpers und breiten sich nur im Gehirn aus. Unter allen Hirntumoren ist das **Gliom** oder sein fortgeschrittenes Stadium – das **Glioblastom** (GBM) – der häufigste hochaggressive und nicht therapierbare Tumor beim Menschen. Er tritt meist bei älteren Patienten auf. Die Lebenserwartung ist sehr kurz mit einem durchschnittlichen Überleben zwischen zwölf und 16 Monaten, unabhängig davon, welche der modernen Behandlungsmethoden (chirurgische Entfernung, Bestrahlung, Chemotherapie) verwendet wird. Glücklicherweise ist das Glioblastom viel seltener als Brust- und Prostatakrebs, doch seine Häufigkeit nimmt zu, vermutlich aufgrund von Umweltfaktoren und modernem Lebensstil.

Es besteht dringender Bedarf an wirksameren Behandlungsstrategien, einschließlich Immuntherapie und ganzheitlicheren Vorgehensweisen mit natürlichen Substanzen, z.B. Flavonoiden, Phenolen, Terpenen und Cannabinoiden. Letztere werden in der präklinischen Forschung als Ergänzung zu bestehenden onkologischen Behandlungen am intensivsten erforscht. Cannabinoide sind nicht nur von wissenschaftlichem Interesse, sondern werden auch von den Patienten nachgefragt. Cannabinoidpräparate werden wegen des immensen Leidens und der schrecklichen Aussichten auf diese Krankheit häufig als Selbstmedikation eingesetzt. Es ist schwierig vorherzusagen, wie Patienten individuell auf eine Cannabinoid-Behandlung reagieren werden. Dieses Problem versucht die Wissenschaft derzeit zu lösen.

Ein weiterer Grund, warum das Glioblastom schwierig zu behandeln ist, sind die vorhandenen Glioblastomstammzellen, welche die ganze Information für die Entwicklung eines neuen Glioms tragen. Diese Zellen sind viel resistenter gegen Bestrahlung und Chemotherapeutika. Interessanterweise sind Cannabinoide auch in Krebsstammzellen wirksam, wo die meisten Chemotherapeutika allein nicht wirken. So ist es derzeit vielversprechend, diese Zellen mit einer Kombination aus Cannabinoiden und **Temozolomid** (TMZ) zu therapieren. Die kombinierte Verabreichung von THC und TMZ hat eine starke Anti-Tumor-Wirkung bei Gliomen und sogar bei Tumoren, die gegen TMZ-Behandlungen resistent sind. Es wurde nachgewiesen, dass eine solche Kombination von THC und TMZ die Autophagie in Glioblastomzellen erhöht. Um eine hohe THC-Dosis zu vermeiden und weitere Synergien zu erzielen, wird TMZ gemeinsam mit submaximalen, also unterhalb der höchstmöglichen Dosen von THC und CBD angewendet. Dabei zeigt sich eine starke Anti-Tumor-Wirkung sowohl bei TMZ-empfindlichen als auch bei TMZ-resistenten Tumoren. Neueste Forschungen deuten darauf hin, dass diese Kombination therapeutisch bei Glioblastomen erfolgreich eingesetzt werden könnte. Ähnliche Synergien wurden auch bei der Bestrahlung beobachtet, wo durch CBD die Wirkung der Strahlung verstärkt wurde.

Das Glioblastom ist gut erforscht, aber noch immer ist vieles unbekannt, so wie die richtige Dosierung, die Verabreichungswege und das optimale Verhältnis von THC zu CBD in bestimmten Subtypen. Es besteht also Bedarf an neuem Wissen und klinischen Untersuchungen. Derzeit laufen nur zwei klinische Studien.

> Die Glioblastomstammzellen tragen die **gesamte Information** für die Entwicklung eines neuen Glioms und sind **viel resistenter** gegen Bestrahlung und Chemotherapie.

Bereits 2006 hat sich hingegen das Forscherteam um Manuel Guzman von der Universidad Complutense de Madrid mit der Wirksamkeit von Cannabinoiden beim Glioblastom beschäftigt. Er und seine Mitarbeiter verabreichten THC direkt in den Tumor von Patienten mit rezidivierendem Glioblastom (Pilotstudie der Phase I). Die Patienten hatten zuvor auf die Standardtherapie nicht angesprochen und hatten klare Hinweise auf Tumorprogression. Obwohl in diesem Stadium der Erkrankung die Überlebensdauer nicht signifikant verbessert werden konnte, wurde das primäre Ziel der Studie bestätigt, nämlich zu beweisen, dass die intrakranielle Verabreichung von THC nicht nur möglich, sondern auch sicher ist.

Mehr als zehn Jahre später, nämlich 2017, veröffentlichten zwei österreichische Ärzte, Rudolf Likar, Leiter der Abteilung für Anästhesiologie und Intensivmedizin am Klinikum Klagenfurt, und Gerhard Nahler, Gründer und Geschäftsführer der unabhängigen internationalen Forschungsorganisation *Clinical Investigation Support GmbH* mit Sitz in Wien, veröffentlichten Studien an Tieren, bei denen relativ hohe Dosen von CBD und THC verabreicht wurden. Das Ergebnis war eine signifikante Regression des Tumorvolumens von 50 bis 95 Prozent und in seltenen Fällen sogar eine vollständige Eradikation, also ein völliges Verschwinden des Tumors. In einer weiteren Publikation wurde auch gezeigt, dass CBD effektiv zur Behandlung von Nebenwirkungen und Symptomen bei Glioblastompatienten eingesetzt werden kann.

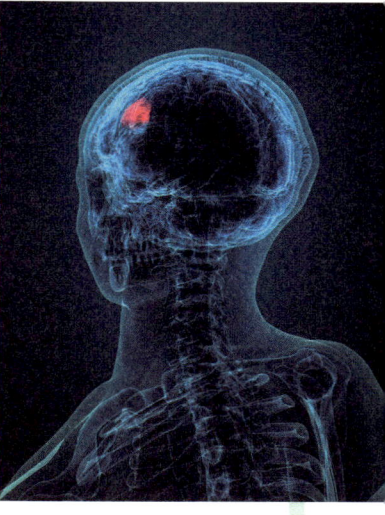

Glioblastom: Der aggressivste Gehirntumor

Der Einsatz des Terpens β-Elemen (ELE) ist auch beim Glioblastom bemerkenswert, da es eine hohe Antitumoraktivität aufweist. Normalerweise wird es aus dem Heilkraut *Curcuma wenyujin* gewonnen, ist aber auch in einigen Hanf-Chemovaren enthalten. Mehrere Studien haben gezeigt, dass ELE bei Patienten mit neu diagnostiziertem Glioblastom zu einer verminderten Proliferation, erhöhter Apoptose, verminderter Invasivität und verbessertem Überleben führt. Detaillierte weitere Untersuchungen würde auch die Synergie von β-Elemen mit Phytocannabinoiden und die Kombination von ELE mit THC, CBD und TMZ zur Behandlung des Glioblastoms verdienen.

Zusammenfassend lässt sich sagen, dass die Behandlung des Glioblastoms mit Terpenen und/oder Cannabinoiden einen personalisierten Ansatz erfordern würde, der für jeden Patienten individuell konzipiert ist, was aber für die meisten Glioblastompatienten erst in der Zukunft möglich sein wird.

→ Interview mit Dr. Johann Zoidl

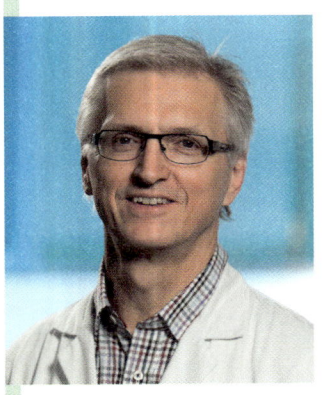

Dr. med. univ. Johann Zoidl ist Vorstand der Palliativstation am Ordensklinikum Linz GmbH Barmherzige Schwestern

Wie und wann haben Sie sich mit Cannabinoiden in Ihrer Praxis auseinandergesetzt?

Die Nachfrage vonseiten der Patienten ist aufgrund von verschiedenen Medienberichten gewachsen. *Dronabinol* hat in den letzten zwei Jahren für mich im Praxisalltag deutlich an Bedeutung gewonnen. Über Fortbildungen, zunehmende Literatur und Erfahrungsaustausch mit Kollegen ist auch bei mir die Sicherheit in der Anwendung besonders in der palliativen Situation gewachsen.

Bei welchen Indikationen und medizinischen Situationen waren Cannabinoide am erfolgreichsten?

Im palliativen Setting leiden die Patienten an mehreren, oft komplexen Symptomen wie Schmerzen, Atemnot, Inappetenz, Übelkeit, Schwäche, Ängsten und Unruhe. Hier haben Cannabinoide einen immer wichtigeren Stellenwert. Ich meine, sie sollten schon vor Erreichen von Grenzsituationen eingesetzt werden. Auch wenn andere Medikamente keinen Erfolg zeigen, sind Cannabinoide zu empfehlen.

Haben Patienten und Angehörige Fragen über die Möglichkeiten der Therapie mit Cannabinoiden?

Manche Menschen berichten über schlechte Vorerfahrungen mit selbst besorgten Cannabinoiden und klagen über Halluzinationen oder ein Sich-daneben-Fühlen. Sicherheit geben, niedrige Dosierung am Beginn erklären, langsame Steigerung besprechen, mögliche überzogene Erwartungen relativieren, das sind unumgängliche Schritte bei der Therapie.

Welche sind die häufigsten Hindernisse, denen Sie als Arzt begegnen, wenn es um eine Cannabinoid-Therapie geht?

Das größere Hindernis war die Kostenübernahme durch die Krankenkassen. Hinderlich von Patientenseite sind manchmal überzogene Erwartungen besonders bei der Schmerztherapie.

Was wünschen Sie sich für die Zukunft der Cannabinoid-Therapie?

Es muss uns klar sein, dass Cannabinoide keine Wundermittel sind, aber bei guter Begleitung eine hilfreiche

Intervention darstellen. Mehr Erfahrung und Wissen ist noch über die Anwendung von Cannbidiol notwendig, besonders in der Kombination mit THC. Hier wird sicherlich von der Forschung ein großes Potenzial an Therapiemöglichkeiten aufgezeigt werden.

Fallbeispiel (weiblich, 64 Jahre; Brustkrebs)

Vor mehr als 20 Jahren wurde bei mir Brustkrebs diagnostiziert. Ich habe 35 Bestrahlungen bekommen und eine Chemotherapie, die sehr schnell unterbrochen wurde, da ich sie nicht vertragen habe. Während der Therapie begann ich Cannabis zu konsumieren, weil ich schon damals gehört habe, dass es bei verschiedenen Beschwerden hilft. Davon habe ich mich auch selbst überzeugt (guter Appetit und Schlaf, keine Übelkeit).

Nach der Therapie sind bei mir verschiedene Beschwerden aufgetreten: Ausfall der Zähne, Osteoporose, rheumatische Erkrankungen, psychologische Beschwerden. Im August 2010 wurde bei mir erneut ein Brusttumor entdeckt. Da ich bei meiner ersten Krebserkrankung die Therapie und die Nebenwirkungen kaum überlebt habe, konnte ich mit derselben Therapie nicht beginnen. Ich entschied mich, ein Hanfextrakt mit hohem THC-Gehalt einzunehmen. Ich habe das Extrakt in meinem engeren Familienkreis besorgt und bin damit einigen Risiken ausgewichen (Kontamination mit Lösungsmitteln, Pestiziden, Schwermetallen). Ich begann die Therapie mit Vorsicht, nahm es täglich und hatte keine negativen Nebenwirkungen. Ich bemerkte besseren Appetit, tiefen Schlaf und gutes psychologisches Wohlbefinden.

In zwei Monaten habe ich ca. 30 Milliliter Hanfextrakt eingenommen. Bei meiner Kontrolluntersuchung hat mein Arzt mit Erstaunen festgestellt, dass der Tumor verschwunden ist. Ich habe ihn mit meiner Therapie vertraut gemacht und er hat mir inoffiziell geraten, mit der Therapie weiterzumachen. Es war mir eine große Hilfe, dass ich mich mit meinem Arzt beraten konnte, obwohl er auf diesem Gebiet keine Erfahrungen hatte. Die Krebserkrankung ist bis heute nicht wieder aufgetreten, wie regelmäßige Kontrolluntersuchungen zeigen.

Ich bin 64 Jahre alt und genieße meine Zeit mit meinen Enkelkindern. Ich bin jedoch besorgt, da Ärzte noch heute nicht viel über Hanfextrakte wissen und die Patienten keinen offiziellen Zugang zu Hanfprodukten haben.

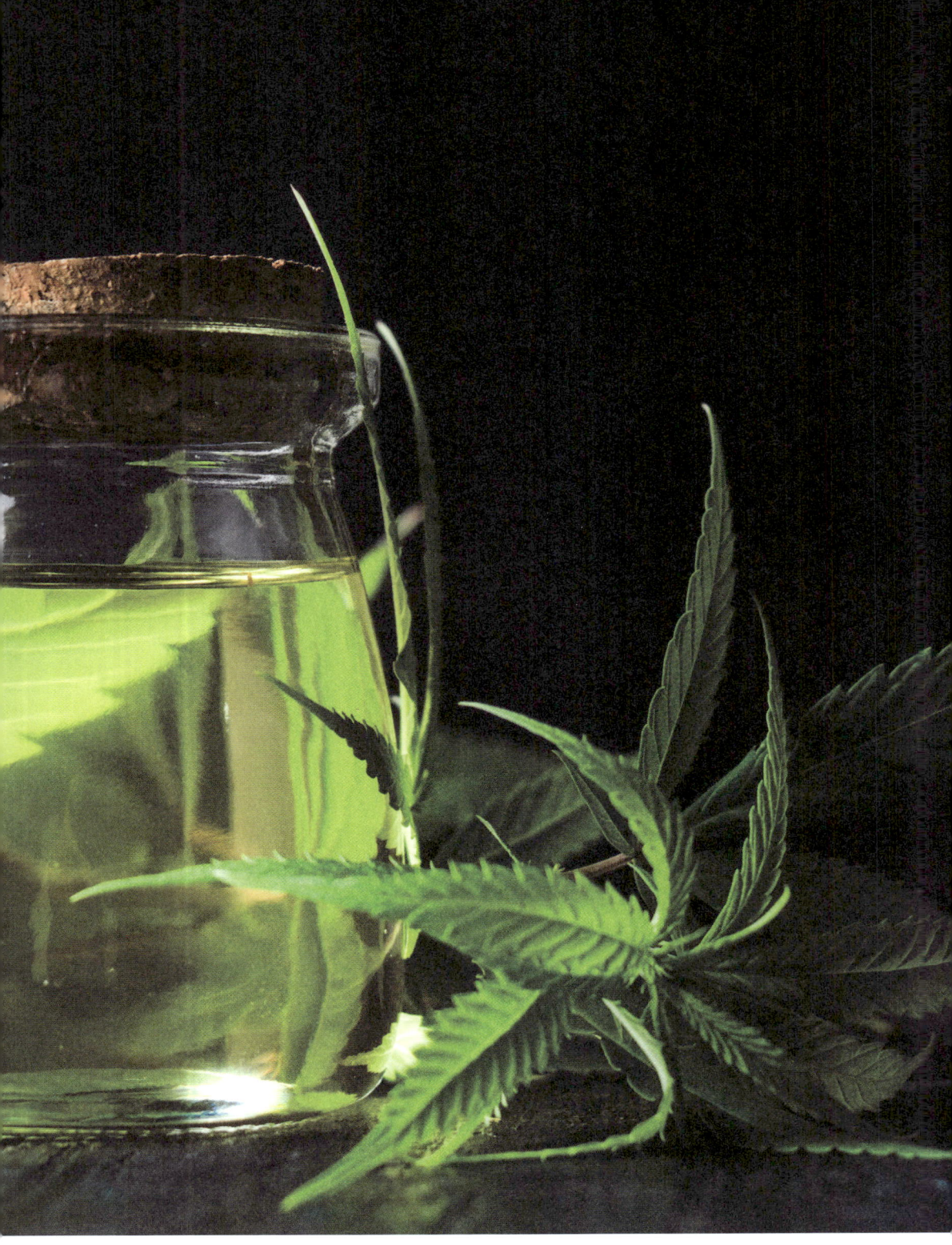

5.

Vorbeugen statt heilen

Die heilbringende Wirkung von Hanf liegt auf der Hand. In diesem Kapitel geht es nun darum, wie Sie Hanf einsetzen können, um gesund zu bleiben und so das **Leben noch mehr genießen** zu können.

Hanf als gesunde Prävention

Gesunde Fette

Eine der wichtigsten Möglichkeiten, wie wir unser Endocannabinoid-System nähren und unterstützen können, ist die Sicherstellung, dass wir genügend Omega-3-Fettsäuren zu uns nehmen. Neben den bekannten gesundheitsfördernden Eigenschaften der Omega-3-Fettsäuren sind sie auch die Bausteine unserer eigenen Endocannabinoide. Und wenn wir nicht genügend Omega-3-Fettsäuren zur Verfügung haben, sobald die Produktion von Endocannabinoiden nötig wird, wäre es so, als wollten wir ein Haus ohne Ziegeln bauen. Daher ist die Aufnahme der richtigen Fette sehr wichtig. Normalerweise können wir Trans- und gesättigte Fette in unserer Nahrung nicht ganz vermeiden, umso mehr müssen wir darauf schauen, dieses Manko mit ungesättigten und Omega-3-Fetten auszugleichen. Für ein gut funktionierendes ECS sind folgende Fette besonders wichtig:

- **einfach ungesättigte Fette**, die man normalerweise in Olivenöl und anderen Lebensmitteln findet;
- **Eicosapentaensäure (EPA)** und **Docosahexaensäure (DHA)**, die üblicherweise aus Fischölen gewonnen werden.

Nicht allzu überraschend hat Hanf auch dafür eine gute Lösung. **Hanfsamen** und **kaltgepresstes Hanföl** sind eine besonders reiche Quelle an ungesättigten Fettsäuren, nämlich Linol-, (Alpha-)Linolen- und Stearidonsäure. Alpha-Linolensäure und Stearidonsäure werden in unserem Körper in Eicosapentaensäure (EPA) und Docosahexaensäure (DHA) umgewandelt, was das

Produkte, die reich an Omega-3-Fettsäuren sind

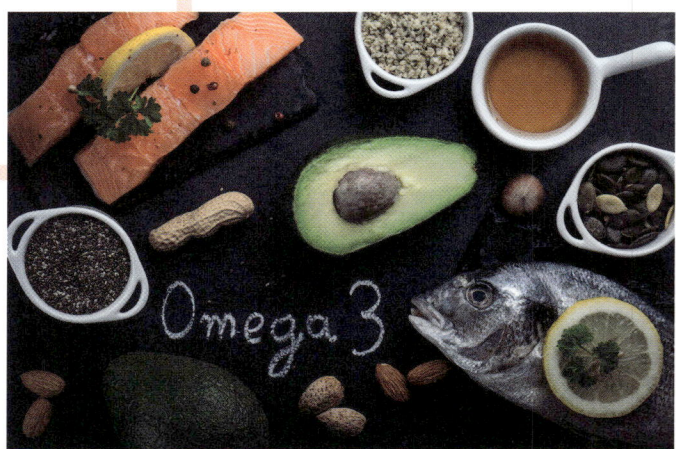

Saatgut zu einem unverzichtbaren Bestandteil einer gesunden Ernährung macht. Vor allem für Vegetarier und Veganer sind sie essenziell, um die Versorgung mit EPA und DHA sicherzustellen. Die Samen und Öle enthalten auch andere Nährstoffe, Phenole und Antioxidantien und haben ein perfektes Verhältnis von Omega-6 zu Omega-3 (3:1).

Gesunde Bakterien

Wir haben über die Bedeutung eines gesunden Darms bereits gesprochen. Aber Cannabinoide sind nicht nur für die Darmgesundheit wichtig und nützlich, sondern auch umgekehrt. Der Darm ist nämlich der Ort, an dem nicht nur der größte Teil unseres Immunsystems, sondern auch der größte Teil unseres Endocannabinoid-Systems liegt. Es ist also keine Überraschung, dass ein gesunder Darm für ein gesundes ECS unerlässlich ist. Wenn die Omega-3-Fettsäuren die Ziegeln des Hauses sind, so ist ein gesunder Darm dessen Fundament. Probiotika sind in der Nahrungsergänzungsmittelindustrie bekannt und werden als lebende Mikroorganismen definiert, welche die Gesundheit des Wirtes verbessern. Von allen nützlichen Bakterien ist *Lactobacillus acidophilus* am besten auf seine Wirkung auf das ECS erforscht. Die Auswirkungen auf das ECS sind:

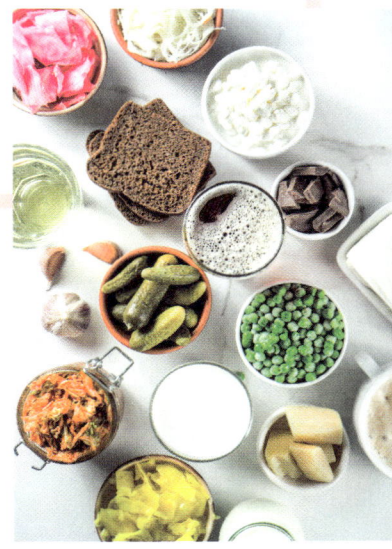

Wichtig für das ECS: Probiotika in fermentierten Produkten

- Die Darmepithelzellen exprimieren mehr CB2-Rezeptoren, wenn es genügend *L. acidophilus* gibt.
- Der Tonus des ECS im Darm wird ausgeglichen, und die Darmzellen exprimieren mehr M-Opioid-Rezeptoren, also spezifische, zelluläre Bindungsstellen für Opioide und für Opiate, was zu einer schmerzstillenden Funktion von *L. acidophilus* führt. Es wurde auch gezeigt, dass eine 30-tägige orale Einnahme einer Mischung aus Laktobazillen, Bifidobakterien und *Streptococcus thermophilus* einen ausgewogenen Tonus des ECS im Darm wiederherstellt, die Entzündung reduziert und die Immunfunktion des Darms reguliert.

Pathologisch fettleibige Menschen haben einen erhöhten Tonus des ECS im Darm. Das bedeutet mehr Rezeptoren sowie Anandamid und weniger abbauende Enzyme, was in der Regel von niedrigen Entzündungen und einem Ungleichgewicht der Darmflora begleitet wird. In solchen Fällen kann eine Behandlung mit Probiotika besonders wichtig sein.

Präbiotika sind Ballaststoffe in Lebensmitteln, die als Nahrung für die freundlichen Bakterien dienen und daher den Tonus des ECS modulieren. Wenn etwa fettleibige Mäuse mit Präbiotika

Ändern Sie Ihren Lebensstil!

Unser Lebensstil kann unterstützend oder schädlich für das ECS sein. Oftmals sind wir uns nicht darüber bewusst, dass die Entscheidungen, die wir täglich treffen, den Zustand unseres ECS beeinflussen. Die Lebensmittel, Nahrungsergänzungsmittel und Medikamente, die wir konsumieren, wirken auf die Enzyme, die für den Auf- und Abbau unserer Endocannabinoide verantwortlich sind. Fasten und Nahrungsaufnahme bestimmen das ECS genauso wie das Ambiente, in dem wir unsere Mahlzeiten einnehmen. Es hat sich aber auch gezeigt, dass Massage und Fitnesstraining die Produktion von Endocannabinoiden erhöhen.

Wir alle haben vom »Läuferhoch« gehört, einem kraftvollen, guten Gefühl beim Laufen. Es wurde lange Zeit angenommen, dass Endorphine für dieses Gefühl verantwortlich sind, aber es stellte sich heraus, dass die Bewegung die Empfindlichkeit der Cannabinoid-Rezeptoren und die Produktion von Anandamid erhöht. Und das besonders in jenem Teil des Gehirns, der für die Belohnung verantwortlich ist. In gewisser Weise scheint es, als sei das ECS so konzipiert, dass es Bewegung belohnt.

Des Weiteren modulieren Akupunktur und schamanische Rituale das ECS. Stressabbautechniken wie Meditation, Yoga und tiefe Atmung wirken ausgleichend auf das ECS, und es scheint ein wichtiger und integraler Bestandteil unserer Wahrnehmung von Realität und Umgebung zu sein – gewissermaßen also das Interface zwischen der Außenwelt und unseren Reaktionen auf der biochemischen sowie zellulären Ebene. Sehr ähnlich beschreibt der US-amerikanische Entwicklungsbiologe und Stammzellforscher Bruce Lipton dieses Phänomen in seinem Buch »Die Biologie der Wahrnehmung«.

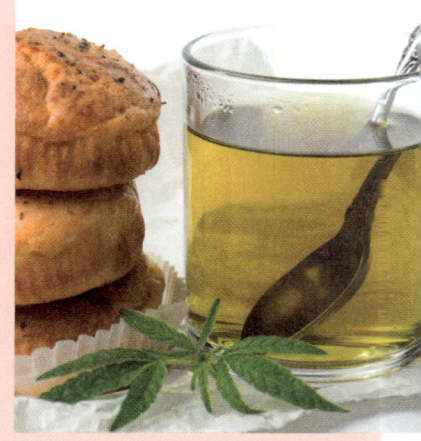

wie Oligofructose (Mehrfachzucker) gefüttert wurden, exprimierten sie weniger CB1-Rezeptoren, produzierten weniger AEA und nahmen weniger Fett auf.

Die Beziehung zwischen den Darmbakterien und dem ECS ist kompliziert, da sie einander beeinflussen. Es ist das klassische Huhn-oder-Ei-Kausalitätsdilemma, nämlich ob das veränderte Profil der Mikrobiota für den veränderten ECS-Tonus verantwortlich ist oder umgekehrt. Allerdings ist der Fokus an fermentierten und ballaststoffreichen Lebensmitteln in unserer Ernährung für beide von Vorteil. Auch in dieser Hinsicht können Hanfsamen ihren Teil zur Gesundheit beitragen. Ungeschälte Hanfsamen sind eine gute Quelle der Präbiotika, da sie sowohl lösliche als auch unlösliche Ballaststoffe enthalten. Lösliche Ballaststoffe bilden eine gelartige Substanz im Darm, während die unlöslichen dem Stuhl Volumen hinzufügen und helfen können, den Darm zu entleeren. Geschälte Hanfsamen enthalten weniger Ballaststoffe, da die meisten von ihnen in der Hülle sind.

Die Kombination von Medikamenten und Phytocannabinoiden

Rezeptfreie Schmerzmittel, die wir gegen Kopfschmerzen nehmen können, wirken genauso auf unser ECS wie andere Medikamente, beispielsweise Antibiotika oder entzündungshemmende Medikamente. Bei der Einnahme dieser Produkte ist es wichtig, sich der Auswirkungen auf das ECS bewusst zu sein. Die Wirkung hängt auch von der Art der Verabreichung, der Dosis und der Dauer der Therapie ab. Aber die Vorsicht gilt auch umgekehrt: Man sollte bei der Verwendung von Cannabinoiden auf Kombinationen mit Medikamenten achten. Normalerweise sehen wir keine schweren Kontraindikationen, wie sie zwischen pharmazeutischen Medikamenten oft vorkommen. Aber dennoch wissen wir, dass Cannabinoide in der Leber verstoffwechselt werden, genauer gesagt mit den Cytochrom-P450-Enzymen. (Als Cytochrome bezeichnet man die in allen Sauerstoff-benötigenden Zellen vorkommenden, elektronentransportierenden Proteine.) CBD hat sich als potenter Hemmstoff dieses Cytochroms erwiesen. CBD ist zwar eine sehr sichere Substanz, die in der Medizin ein hohes Potenzial hat, aber wenn der Patient bereits ein Medikament einnimmt, das bekanntermaßen CYP450 blockiert, sind die Plasmakonzentrationen von CBD höher, was bedeutet, dass die Dosis von CBD gesenkt werden kann. Wenn der Patient ein Medikament verwendet, das als Substrat für CYP450 dient, dann wird die Blutkonzentration durch CBD beeinflusst und sollte deshalb überwacht werden. Die beste Praxis für die Cannabinoid-Therapie, einschließlich CBD, ist es, mit einer niedrigen Konzentration anzufangen und die Dosis schrittweise zu erhöhen.

Phytocannabinoide zur Prävention

Es gibt eine breite Debatte darüber, ob Phytocannabinoide als Prävention eingesetzt werden könnten oder sollten. Meine Vermutung ist, dass nur die Zeit zeigen wird, wer Recht hat. Es gibt viele Argumente dafür und meist nur eines dagegen, nämlich das Fehlen von Langzeitstudien. In der Prävention und Behandlung ist viel von der Dosierung und den Verabreichungswegen abhängig, ähnlich wie bei allen anderen Substanzen.

Zur Prävention hat die Mikrodosierung viel Aufmerksamkeit erregt. Es hat sich gezeigt, dass die Dosis für die medizinischen Vorteile von Cannabinoiden weit unter dem liegt, was die meisten Menschen glauben. Mikrodosierung bedeutet nur, dass ganz kleine Mengen von Cannabinoiden mehrere Male tagsüber eingenommen werden können. Wie viel Mikro ist, ist sehr individuell, es gibt keine Wunderwaffe, wenn es um die Dosierung geht, aber eine Anfangsdosis von etwa zwei Milligramm CBD pro Tag ist ein guter Ausgangspunkt. Viele Anwender haben berichtet, dass es ihnen hilft, gesund zu bleiben, Stress abzubauen und bei der Arbeit konzentriert zu bleiben.

> Es gibt viele Argumente für den Einsatz von **Phytocannabinoiden als Prävention** und nur eines dagegen: das Fehlen von Langzeitstudien.

Hanf Smoothies

Manche Experten halten viel von der Verwendung von frischen Hanfblättern und -blüten zur Entsaftung, für Smoothies, Salate und Ähnliches. Der US-Mikrobiologe und Arzt William Courtney, Mitglied einiger Vereinigungen, die Cannabis in der Medizin propagieren, ist einer der Befürworter zur Verwendung von unverarbeiteten Hanfpflanzen und glaubt, dass Phytocannabinoide essenzielle Nährstoffe sind. Es gibt einen entscheidenden Unterschied zwischen der Verwendung von Frischpflanzen und den meisten verarbeiteten Hanfprodukten. Die Pflanze enthält alle Cannabinoide in saurer Form, wir nennen sie THCA (»A« steht für Säure), CBDA, CBGA und so weiter. Es wurde lange Zeit angenommen, dass diese die inaktiven Formen von Cannabinoiden sind und sie durch Hitze aktiviert werden müssen, um Effekte zu erzielen. Wir wissen heute, dass dies nicht der Fall ist, da Säureformen auch eine starke gesundheitsfördernde Wirkung haben. Wie genau diese sauren Formen von Cannabinoiden in unserem Körper wirken, ist noch nicht vollständig bekannt, da sie nicht an Cannabinoid-Rezeptoren binden. THCA hat zum Beispiel ganz andere Wirkungen – unter anderem fehlt die psychoaktive Wirkung –, die durch Trocknen, Lichteinwirkung, Erhitzen, Rauchen und damit durch den Verlust von CO_2 (Decarboxylierung) in THC umgewandelt wird.

Man könnte tatsächlich viele THC-reiche Frischpflanzen essen oder als Saft trinken und überhaupt keine Berauschung erzielen. Ähnlich verhält es sich mit CBD. Die Frischpflanze enthält CBDA, und je nach Verarbeitungsmethode können die Endprodukte CBD, CBDA oder eine Mischung beider enthalten.

Bisher wissen wir, dass THCA und CBFA die folgenden Wirkungen haben:

THCA	CBDA
entzündungshemmend	gegen Übelkeit
neuroprotektiv	gegen Darmmotilität (Bewegungsunfähigkeit)
gegen Brechreiz	stressreduzierend
gegen Gewebevermehrung	antitumoral
schmerzstillend	krampflösend
antiepileptisch	schmerzstillend
antioxidativ	entzündungshemmend
Immunmodulation	antibakteriell
wirkt auf den Serotoninspiegel	antioxidativ
	zur Krebsvorbeugung

THCA und CBDA haben nachweislich synergistische Effekte in ihrer Kombination. Wenn noch spezifische Terpene dazukommen, die in der ganzen Hanfpflanze vorhanden sind, hat die Kombination signifikant bessere Wirkung als isolierte Säuren.

Phytocannabinoide als Antioxidantien

Cannabinoide sind stark wirkende Antioxidantien und entzündungshemmende Mittel. Diese Effekte von Extrakten der ganzen Pflanze werden hauptsächlich auf nicht-psychoaktive Cannabinoide wie CBD, CBG und CBN zurückgeführt. Es wurde gezeigt, dass Cannabinoide in der Lage sind, freie Radikale in unserem Körper zu fangen – wie viele andere natürliche Antioxidantien. CBD ist genauso aktiv wie Vitamin C oder Vitamin E, und CBG zeigt noch stärkere Wirkung. Die Bedeutung antioxidativer Eigenschaften von Lebensmitteln oder Nahrungsergänzungsmitteln wird von der Mehrheit der Ernährungsexperten bestätigt. Auch die entzündungshemmende Wirkung gewinnt immer mehr an Bedeutung. Die Suche nach den besten Superfoods konzentriert sich meist auf die antioxidative und entzündungshemmende Wirkung. Es wird meist nach exotischsten Wurzeln oder Sprossen gesucht und leider weniger Wert darauf gelegt, was direkt vor unserer Nase wächst.

Phytocannabinoide als Neuroprotektionsmittel

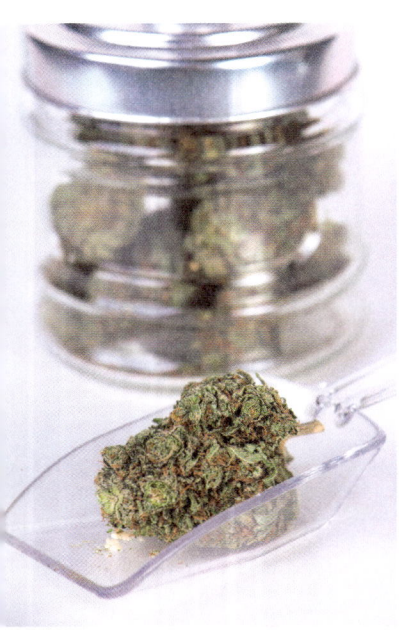

Vor einem guten Jahrzehnt wurde in den USA ein Patent auf Cannabinoide als Neuroprotektionsmittel erteilt, das sich auf den Nachweis stützt, dass einige Inhaltsstoffe der Hanfpflanze neurologische Schäden beispielsweise nach Schlaganfällen und Traumata begrenzen oder neurodegenerative Krankheiten wie Alzheimer, Parkinson und HIV-Demenz damit behandelt werden können.

Für CBD konnte gezeigt werden, dass es die Durchblutung des Gehirns erhöht und starke neuroprotektive Effekte erzielt werden können. Des Weiteren reduziert es die Freisetzung von Neurotransmittern und schützt die neuronalen Mitochondrien, also die »Kraftwerke« der Zellen. Interessanterweise hatte CBD wenig Einfluss auf die Neuronen, wenn sich diese in ihrem Normalzustand befanden, aber eine ausgeprägte Schutzwirkung, wenn die Neuronen in Alarmbereitschaft versetzt wurden. Das würde bedeuten, dass CBD nur dann eine schützende Funktion hat, wenn wir Stress ausgesetzt sind oder unser Nervensystem stark belastet wird.

Auch niedrige Dosen von THC können neuroprotektiv sein. Dies zeigte sich in Altenheimen in Israel, wo die Verwendung von Cannabinoiden gegen Übelkeit, Appetitlosigkeit, Schlaflosigkeit und Schmerzen zugelassen wurde. Mit der Zeit wurde klar, dass die Verwendung von Cannabinoiden dem Gehirn und den kognitiven Funktionen zugutekam. Es wurde auch in Tier- und

Humanstudien gezeigt, dass sehr niedrige Dosen von THC, weit unter der Grenze der Psychoaktivität (zwischen 0,2 bis zwei Milligramm täglich), den altersbedingten Rückgang der kognitiven Leistungsfähigkeit tatsächlich umkehren und auch vor alkoholbedingten Hirnschäden schützen können. THCV ist ein sehr interessantes Cannabinoid, dessen Name und Struktur sehr eng mit THC verwandt sind. Dennoch hat es in der Tat einen fast gegengesetzlichen Effekt. Der Wirkstoff kann uns beim Einschlafen helfen oder die Konzentration der Neurotransmitter so beeinflussen, dass Schmerzen als weniger intensiv empfunden werden. Der Grund: Anstatt CB1-Rezeptoren zu aktivieren, ist THCV ein Hemmer, der aber auch die CB2- und Serotonin-Rezeptoren anregt. In Laborversuchen stellt es die Insulinempfindlichkeit bei fettleibigen Mäusen wieder her, reduziert den Appetit und verursacht eine Gewichtsabnahme. Das Cannabinoid wurde auch am Menschen getestet, wo eine Einzeldosis von zehn Milligramm THCV die Aktivität der Gehirnregionen, die an der Nahrungsaufnahme beteiligt sind, verändert hat.

> Sehr **niedrige Dosen von THC** können den altersbedingten Rückgang kognitiver Leistungen **umkehren**.

Übrigens sank auch bei Patienten mit Typ-2-Diabetes nach einer zwölfwöchigen Behandlung mit THCV bei einer Dosis von fünf Milligramm zweimal täglich der Fastenblutzucker. Es hat auch entzündungshemmende, antipsychotische, anti-epileptische und neuroprotektive Wirkungen. So verspricht dieses Phytocannabinoid viel zur Vorbeugung beitragen zu können, indem es Typ-2-Diabetes und andere Stoffwechselstörungen verhindern oder verbessern kann.

Prävention gegen Herz-Kreislauf-Erkrankungen

Herz-Kreislauf-Erkrankungen verdienen besondere Aufmerksamkeit, wenn es um Prävention geht, da sie die weltweit führende Todesursache sind. Ischämie ist eine Erkrankung, bei der die Durchblutung (und damit der Sauerstoff) in einem Teil des Körpers eingeschränkt oder reduziert wird. Die Ursachen sind verschieden und reichen von Blutgerinnsel und Verletzungen bis Bluthochdruck. Wenn dies geschieht, kann es zu einem Herzinfarkt oder Schlaganfall kommen, aber je nachdem, wo die Blutgefäße blockiert sind, können die Symptome überall im Körper auftreten. Wenn wir die Auswirkungen von Cannabinoiden auf die kardiovaskuläre Gesundheit diskutieren, müssen wir sehr stark zwischen verschiedenen Cannabinoiden unterscheiden.

Eine Behandlung mit CBD bei Schlaganfall oder Herzinfarkt erwies sich als sehr vorteilhaft. Es wurde gezeigt, dass präventiv verabreichtes CBD die Folgen am Herzmuskel nach einem

Herzinfarkt verringert und die Erholungszeit verkürzt hat. Wenn CBD innerhalb von 24 Stunden nach einem Herzinfarkt gegeben wurde, war das Ergebnis ähnlich, nur etwas schwächer. Im Falle eines Schlaganfalls waren die Beobachtungen vergleichbar. Sowohl die Prävention als auch die Behandlung danach mit CBD führte zu einer starken und langanhaltenden Protektion. Es ist also klar, dass die Prävention mit CBD für jene Personengruppe, die für Herz-Kreislauf-Erkrankungen prädisponiert ist, von großer Bedeutung ist.

Cannabinoide als Anti-Aging-Medizin

Anti-Aging wird fälschlicherweise mit Faltenreduktion, Botox und Entfernung überschüssiger Haut gleichgesetzt. Aber das Altern, das wir auf der Haut sehen, geschieht aufgrund von inneren Prozessen. Viel wichtiger ist daher das biologische Alter als jenes aufgrund des Geburtschreins errechnete. Die Frage ist also vielmehr, wie alt sich unsere Zellen und Organe fühlen. Hier treten Eigenschaften der Cannabinoide in den Vordergrund der inneren Anti-Aging-Medizin: von antioxidativen, entzündungshemmenden und neuroprotektiven Effekten auf zellulärer Ebene bis hin zu kognitiven Funktionen, Herz-Kreislauf- und Darmgesundheit auf systemischer Ebene.

In der Anti-Aging-Medizin ist auch Stressmanagement wichtig, da zu viel Cortisol umfangreiche Schäden verursacht. Auch hier spielen Cannabinoide eine wichtige Rolle, denn sie wirken auch auf unsere Gene, besonders auf die Telomere. Das sind die Kappen der DNA an den Enden unserer Chromosomen, die wie innere Uhren funktionieren und die Geschwindigkeit bestimmen, mit der wir altern. Sie verkürzen sich mit der andauernden Zellteilung, und wenn sie zu kurz werden, können sich die Chromosomen nicht mehr vermehren. Die Folge: Die Zellen sterben ab. Viele Anti-Aging-Therapien, sogar Gentherapien, zielen auf Telomere, vor allem auf das Enzym Telomerase, das die Telomere abbaut. Interessanterweise wurden Cannabinoide gefunden, welche die Aktivität dieses Enzyms signifikant verringern.

> **Altern** ist eine Frage von inneren Prozessen, daher ist das **biologische** Alter wichtiger als jenes aufgrund des Geburtsscheins errechnete.

The Good, the Bad and the Ugly

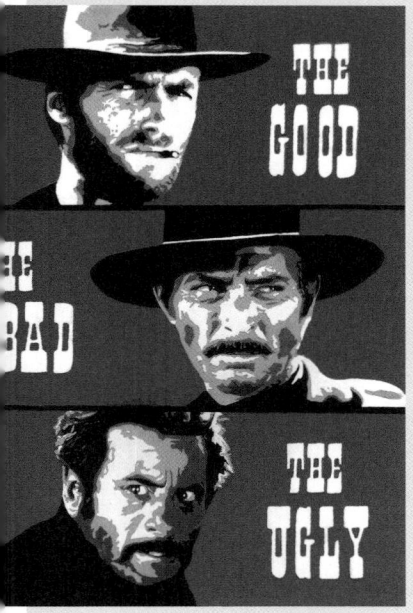

Der dritte Teil der Dollar-Trilogie von Sergio Leone mit Clint Eastwood in der Hauptrolle trägt den Originaltitel »Il buono, il brutto, il cattivo« beziehungsweise den internationalen Titel »The Good, the Bad and the Ugly« (der Gute, der Schlechte und der Hässliche) – der etwas hinkende deutsche Titel lautet übrigens »Zwei glorreiche Halunken«. Wie dem auch sei, der Streifen erinnert mich immer an die unterschiedlich wirkenden Cannabinoide.

- CBD zählt zu den Guten, es hat sich in vielen Studien als äußerst vorteilhaft für die kardiovaskuläre Gesundheit erwiesen. Das Spektrum erstreckt sich von positiven Effekten auf die Blutgefäße, die Blutgerinnung, den Blutdruck und die Herzfunktion.
- THC gehört dann zu den Schlechten, wenn Personen mit kardiovaskulären Problemen wie Arrhythmie, Bluthochdruck oder Schlaganfallanamnese mit THC experimentieren. Dies soll nicht heißen, dass THC per se schädlich für die kardiovaskuläre Gesundheit ist, aber in ähnlicher Weise wie bei jeder Aktivität, die zur Erhöhung der Herzfrequenz führt – wie Laufen, Achterbahnfahren oder auch Sex – ist Vorsicht geraten. Insbesondere sollten Dosierungen und Kontaminationen berücksichtigt werden.
- Ganz eindeutig zählen für mich die synthetischen Cannabinoide zu den Hässlichen, denn sie verursachen schwere gesundheitliche Komplikationen und führen in manchen Fällen sogar zum Tod. Wir können davon ausgehen, dass ein Teil des auf dem Schwarzmarkt gehandelten Cannabis mit synthetischen Cannabinoiden vermischt wird.

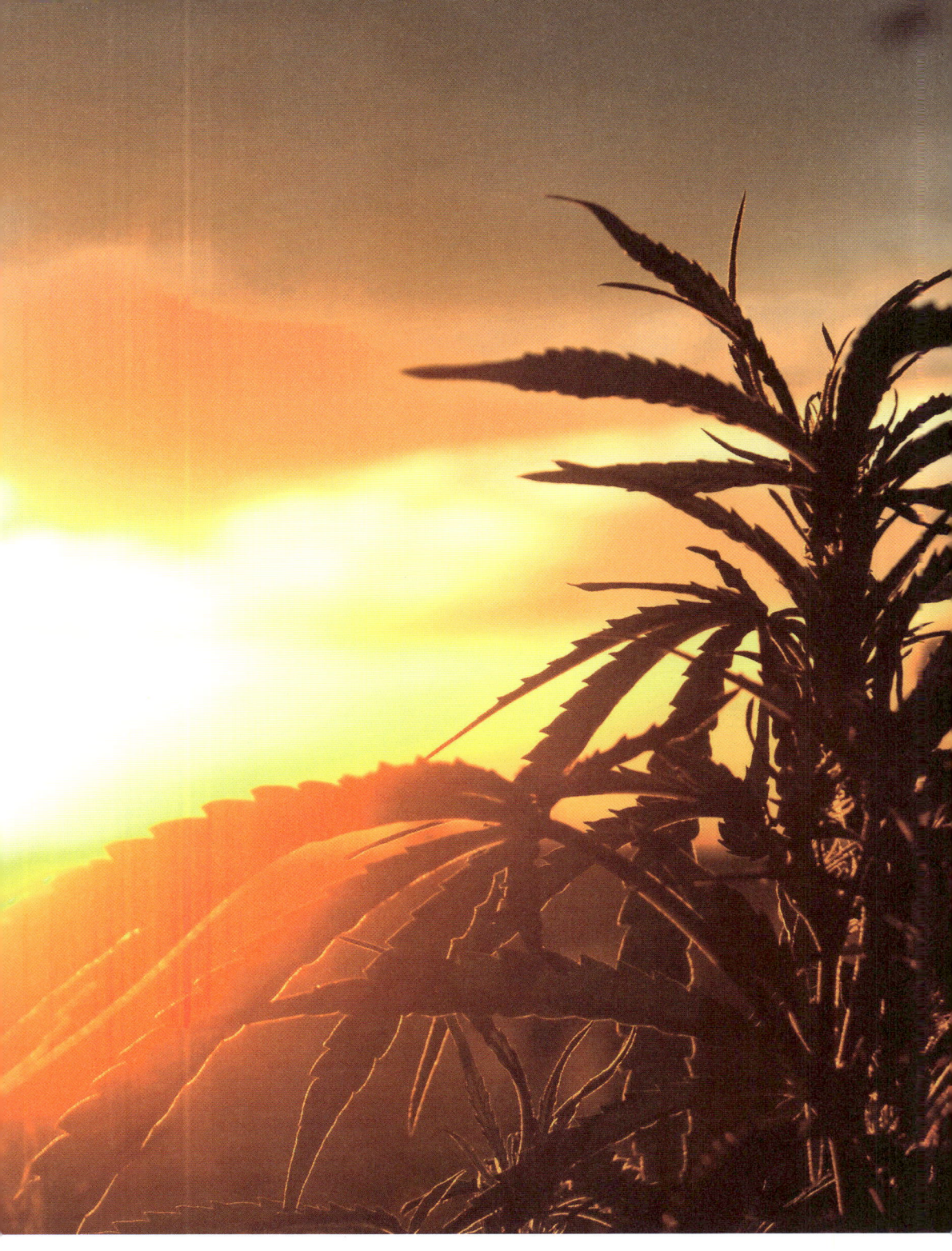

6.

Was ich mir für die Zukunft wünsche

Eines der größten Hindernisse bei der wissenschaftsbasierten Verwendung von Hanf ist das geringe Wissen und die vielen Vorurteile gegenüber *Cannabis Sativa* L. Sogar in Kanada und Israel, wo die Gesetze viel liberaler sind als bei uns, fehlt es an entsprechend geschultem Personal. Das muss sich in Zukunft ändern.

Blick in die Zukunft

Ich habe nun versucht, Ihnen mit diesem Buch eine grobe Übersicht über die Einsatzmöglichkeiten von Hanf in der Medizin zu geben. Die Pflanze wird nachweislich seit Jahrtausenden in der Medizin verwendet, und seit jeher hatten Ärzte verschiedene Cannabispräparate in ihrem Koffer mit dabei. Umfragen geben ein klares und wahrscheinlich unterschätztes Bild wieder, wonach über 50 Prozent der chronisch Kranken Cannabinoide konsumieren. Und die Zahl steigt auf 80 Prozent bei onkologischen Patienten. Die eigentliche Frage ist also nicht, ob Cannabinoide ein Teil der Medizin sein sollten, wie sie es seit immer waren und sind, sondern nur, wer die Tasche mit den Cannabinoiden besitzt. Denn bevor Hanf verboten wurde, waren es die Ärzte, die es den Patienten empfahlen und verschrieben, heute sind es in den meisten EU-Ländern die Händler auf dem Schwarzmarkt. Und trotz des Risikos von Strafverfolgung, Kontamination bis hin zu unbekannten Zusammensetzungen entschieden sich viele Patienten, den Stoff zu kaufen.

> Ich rate Ihnen dringend, zumindest **qualitätsbewusst** einzukaufen und sich mit der Analyse der entsprechenden Präparate auseinanderzusetzen.

Hanf-Medizin ist Realität. Das Wissen darüber fehlt jedoch weiterhin, beginnend damit, was das Endocannabinoid-System für Gesundheit und Wohlbefinden bewirkt, um Hanf den ihm zustehenden Platz in der Medizin zu geben. Nicht als Allheilmittel, sondern als gut untersuchter Stoff mit bioaktiven Molekülen und enormem Potenzial. Hanf ist eine der am besten untersuchten Pflanzen mit Zehntausenden von veröffentlichten Forschungspapieren, sodass das Argument, das wir oft hören, nämlich dass wir nicht genügend Forschung haben, weit hergeholt ist, um es vorsichtig auszudrücken. Die komplexe chemische Zusammensetzung von Hanf und die noch komplexere Interaktion mit unserem Körper erfordern natürlich noch mehr Forschung. Aber wir wissen bereits genug, um zweifelsfrei sagen zu können, dass diese Moleküle sicher (viel sicherer als die meisten der in den EU-Arzneibüchern beschriebenen Medikamente) und bei vielen Krankheiten wirksam sind.

Eines der Hauptargumente gegen den Einsatz von Cannabinoiden in der Medizin ist das Fehlen von doppelblinden randomisierten Studien. Der Zweck solcher Tests ist es, den Verbraucher zu schützen, indem sowohl die Sicherheit als auch die Wirksamkeit nachgewiesen werden. Zuerst wird die Sicherheit (begrenzte Toxizität) des Medikaments durch Tier- und dann durch Humanexperimente festgestellt. Anschließend werden doppelblinde kontrollierte Studien durchgeführt, um festzustellen, ob das Medikament mehr als eine Placebo-Wirkung hat und nützlicher ist als ein erhältliches Medikament. Hier werden in der Regel hohe Patientenzahlen für die statistische Signifikanz benötigt. Die medizinischen Behörden bestehen darauf, dass diese Art von Studien für jede vorgeschlagene Indikation durchgeführt werden soll. Gleichzeitig weigern sich die Regierungen, die unangemessene Klassifizierung von Cannabinoiden zu überdenken, was Forschung und Studien sehr schwierig bis fast unmöglich macht. Fallbeispiele haben in der Medizin viel weniger Beachtung als früher, doch sie sind die Quelle für einen Großteil unseres Wissens über synthetische Arzneimittel und pflanzliche Derivate. Kontrollierte Experimente waren dagegen nicht erforderlich, um das therapeutische Potenzial von Barbituraten, Aspirin, Insulin oder Penicillin zu prüfen – Medikamente, die vor der Einführung der doppelblinden kontrollierten Studie eingeführt wurden. Noch heute weiß jeder scharfsinnige Arzt, der etwas über die bisherige Hanfforschung Bescheid weiß und auch eigene Erfahrungen sammeln konnte, dass Hanf für viele verschiedene Symptome zwar in unterschiedlichem Maße, dafür immer wirksam ist.

Ich sehe die Zukunft der Hanf-Medizin positiv. Es ist kein Geheimnis, dass Hanf einen einzigartigen Platz in der Geschichte der Menschheit einnimmt und eine Fülle von Vorteilen bietet.

Ich jedenfalls bin begeistert von jenen Forschungsprojekten, die versuchen, eine Verbindung zwischen verschiedenen Hanf-Chemovaren, grob gesprochen »Sorten«, und spezifischen medizinische Indikationen zu finden. Mit der Implementierung solcher Forschungen könnten wir von Versuch-und-Irrtum zu einer präzisen Cannabinoid-Medizin übergehen. Dies würde auch erfordern, dass die Länder zugelassene Landwirte, akkreditierte Prüflaboratorien und Forschungseinrichtungen in enger Zusammenarbeit mit dem medizinischen Personal einrichten. Dies wäre ein großer Schritt in Richtung individualisierter Medizin und würde den Patienten zweifellos enorme Vorteile bringen. Es gibt auch Vielversprechendes in der Forschung: Wie man ein gut funktionierendes Endocannabinoid-System aufrechterhält und wiederherstellt, wie man es pflegt und richtig füttert. Ich bin aber zuversichtlich, dass die Forschung darüber, wie wir den Abbau unserer eigenen Cannabinoide lokal verhindern können – zum Beispiel in Gelenken und Muskelbindegeweben –, was vielen Schmerzpatienten mit rheumatischer Arthritis oder Muskelschwäche und vielen weiteren Symptomen helfen könnte.

Die Zukunft der Cannabinoide

Ein Beitrag von Prof. Dr. Raphael Mechoulam

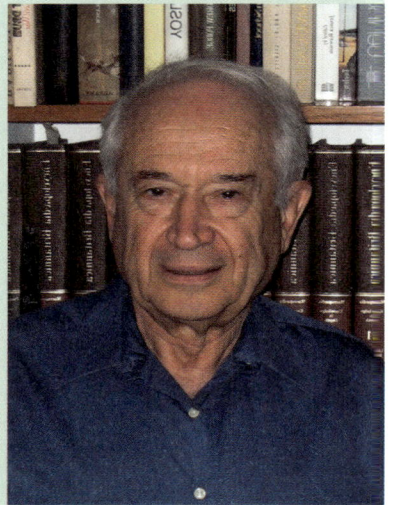

In der Cannabinoid-Forschung gibt es noch viel zu tun. Die meisten Patienten bekommen »medizinischen Cannabis« verschrieben. Dieser Begriff ist aus medizinischer Sicht unannehmbar, denn der Gehalt an Inhaltsstoffen in Cannabis hängt in hohem Maße nicht nur von der Genetik der Pflanze ab, sondern auch von den Bedingungen, unter denen sie angebaut wurde. Die Pflanze produziert Cannabidiolsäure (CBD-Säure) und Tetrahydrocannabinolsäure (THC-Säure), die nicht stabil sind und allmählich in CBD und THC umgewandelt werden. Beim Erhitzen beim Rauchen findet diese Reaktion sofort statt. Verwendet ein Patient jedoch ein orales Präparat aus einer frischen Pflanze, konsumiert er neben den neutralen Inhaltsstoffen auch die Säuren. Die Wirkung der Säuren ist allerdings noch nicht gut erforscht. Neuere Forschungen an einer stabilen Form der CBD-Säure haben gezeigt, dass sie Angst und Depressionen reduziert, während wir über die Wirkung von THC-Säure leider noch nicht viel wissen.

Ein weiteres Thema ist der Entourage-Effekt. Dabei geht es um Substanzen in der Pflanze, welche die Wirkung von THC und CBD beeinflussen können. Vor etwa 20 Jahren wurde berichtet, dass die biologische Aktivität von 2-AG – eines der endogenen Cannabinoide – durch zwei verwandte Stoffe erhöht werden kann, die für sich allein genommen keine signifikante Aktivität zeigen. Bisher wissen wir allerdings nicht viel mehr, als dass diese Stoffe die durch 2-AG verursachte Schmerzlinderung und Unterkühlung bei Mäusen verstärken.

Daher ist der Konsum von »medizinischem Cannabis« heute weitgehend ein Glücksspiel. Ich bin fest davon überzeugt, dass in den meisten Ländern in den nächsten Jahren die Gesetze geändert werden, sodass die Patienten in Bezug auf die Inhaltsstoffe immer dasselbe Material erhalten können.

Viele der heute verwendeten Medikamente sind Derivate von Naturprodukten. Es erscheint vernünftig zu erwarten, dass Pharmaunternehmen innerhalb eines Jahrzehnts Derivate von CBD und THC und möglicherweise CBG entwickeln werden, die als neue Medikamente eingesetzt werden können. Angesichts der zunehmenden Verwendung von Cannabisextrakten werden aber sowohl neue Cannabinoid-Präparate als auch gut definierte Extrakte parallel verwendet werden.

Der »Ferrari« der Pflanzenwelt

Viele Pflanzen produzieren ein breites Spektrum an pharmakologischen Substanzen. Aber Cannabis ist der »Ferrari« der Pflanzenwelt in Bezug auf Konzentration und Vielfalt der bioaktiven Moleküle. Wir befinden uns in einer wissenschaftlichen Phase, in der wir gerade herausfinden, welche Auswirkungen die spezifischen Mischungen auf den menschlichen Organismus haben. Denn unser Körper ist viel mehr als die Summe seiner mechanischen Teile, und genau so steht es auch um die Inhaltsstoffe von Hanf, sind es doch immerhin 1064 an der Zahl. Wenn man bedenkt, dass diese Moleküle darauf abzielen, das grundlegende biochemische Gleichgewicht in unserem Organismus herzustellen, so ist es klar, dass ein Zusammenspiel all dieser Kräfte mehr leistet als ein einziges isoliertes, synthetisches Mittel. Das soll nicht heißen, dass Aktivatoren oder Blocker von Cannabinoid-Rezeptoren oder Enzymen keinen Platz in der Medizin haben sollen. Aber geben wir doch den Menschen ihre Wahlfreiheit und geben wir den Cannabinoiden den Weg frei, das zu tun, was sie am besten können: ein Gleichgewicht im System schaffen.

Die richtigen Ansprechpartner
Coautor: Mag. Vili Erveš, Staadt und europäische Studien

Die Anwendung von Hanf für medizinische Zwecke kehrt langsam an ihren Platz in der Heilpraxis zurück. Für Betroffene, die Hanfprodukte nutzen wollen, ist es schwierig, einen sachkundigen Arzt zu finden, der in der Lage ist, nicht nur bestimmte Cannabinoide, sondern auch verschiedene Hanfpräparate zu verschreiben.

In den meisten Fällen kaufen Patienten Hanfpräparate ohne ärztliche Rücksprache. Wir raten Ihnen dringend, nicht nur auf den Gehalt an Cannabinoiden, sondern auch auf mögliche Kontaminationen der entsprechenden Präparate zu achten. Viele Betroffene suchen auch Kontakt zu anderen Patienten, um Erfahrungen aus erster Hand zu sammeln, und interessieren sich für Kurse und Weiterbildung. Deswegen sammelte das Institut ICANNA Informationen aus Deutschland, Österreich und deren Nachbarländern, die den Hilfesuchenden die Situation erleichtern können. Eine stets aktualisierte Information für Patienten steht daher kostenlos auf der Website von ICANNA zur Verfügung.

Wir empfehlen Ihnen auf den folgenden Seiten Ärzte, die auf dem Gebiet der Cannabinoid-Therapie ausgebildet sind, und weitere Institutionen, an die Sie sich vertrauensvoll wenden können.

Ärzte

Österreich	Adresse	Website
Dr. med. univ. Peter Berkowitsch	Hauptstraße 25, 2491 Neufeld an der Leitha	berko.at
Dr. med. univ. Kurt Blaas	Lindengasse 27, 1070 Wien	ordinationblaas.at
Dr. med. univ. Thomas Gefaell	Gamlitzer Straße 36/Top 1, 8461 Ehrenhausen	shenmen.org
Dr. med. univ. Günter Goiginger	Kirchenstraße 37, 5301 Eugendorf	vitadoc.at
Dr. med. univ. Alexandra Koller	Hauptstraße 16, 8280 Fürstenfeld	ganzheitliche-ordination.at
Dr. med. univ. Gudrun Lorenz-Eberhardt	Lange Gasse 30, 8010 Graz	gynaekologe-graz.arzt.io
Dr. med. univ. Astrid Pinsger Plank	Badner Straße 8, 2540 Bad Vöslau	schmerzkompetenzzentrum.at
Dr. med. univ. Martin Pinsger	Schottengasse 3–3A/1/42, 1010 Wien	schmerzkompetenzzentrum.at oder arztsuche.netdoktor.at
Dr. med. univ. Iris Pleyer	Wiener Neustädter Straße 32 b/3, 2524 Teesdorf	fitundgesund.at
Dr. med. univ. Patrick Thurner	Alleegasse 13, 8230 Hartberg	hartberg.at > StadtLeben > Wirtschaft & Arbeit > Firmen A–Z > Arzt/Ärztin für Allgemeinmedizin – Dr. Patrick Thurner

Deutschland	Adresse	Website
Dr. med. Knud Gastmeier	Karl-Marx-Straße 42, 14482 Potsdam	praxis-gastmeier.de
Dr. med. Franjo Grotenhermen	Bahnhofsallee 9, 32839 Steinheim	dr-grotenhermen.de
Dr. med. Eva Milz	Winckelmannstraße 81, 12487 Berlin	drmilz.de
Dr. med. Christoph Wendelmuth	Karl-Marx-Straße 42, 14482 Potsdam	www.jameda.de

Slowenien	Adresse	Website
Prof. Dr. med. David Neubauer	Pediatrische Klinik UKCL Ljubljana, Bohoriceva 20, 1000 Ljubljana	kclj.si
Dr. med. Željko Perdija	CIIM PLUS, d.o.o., Jezdarska ulica 2, 2000 Maribor	www.ciim.si

Labors für Cannabinoide

	Adresse	Website
Cannabilab	VUHZ Inc. building, 73951 Dobrá 240, Tschechien	cannabilab.eu
Elda Laboratory	Elda Ltd., Zrinskih 62, 35 400 Nova Gradiska, Kroatien	eldalab.com
Institut für Hanfanalytik	Darwingasse 2/46, 1020 Wien, Österreich	hanfanalytik.at
International Cannabis and Cannabinoids Institute ICCI	Jachymova 26/2, CZ 110 00 Prague 1, Tschechien	icci.science/en
Medical Cannabinoids Research & Analysis	Johann-Steinböck-Straße 10, 2345 Brunn am Gebirge, Österreich	mcra.eu
Pharmahemp d.o.o.	Cesta v Gorice 8, 1000 Ljubljana, Slowenien	pharma-lab.eu
Research Nature, Institute for Research, Developement and Quality Assurance of Natural Remedies	Mala ulica 6, 1000 Ljubljana, Slowenien	researchnature.com

Forschung, Ausbildung, Beratung, Institutionen

	Adresse	Website
Cannabis Medizin	Dr. med.univ. Kurt Blaas, Lindengasse 27/Top 9-10, 1070 Wien, Österreich	cannabismedizin.at
Deutscher Hanfverband	Rykestraße 13, 10405 Berlin, Deutschland	hanfverband.de
Gesellschaft für Arzneipflanzen- und Naturstoff-Forschung e.V.	Linnéweg 6, 64342 Seeheim-Jugenheim, Deutschland	ga-online.org
GlobeCann Federation	BEELEGAL Bösiger. Engel. Egloff, Stauffacherstrasse 16, 8004 Zürich, Schweiz	globecann.org
Growholistic GmbH	Alt-Württemberg-Allee 42, 71638 Ludwigsburg, Deutschland	growholistic.com
Hanf Kongress	Cultiva GmbH, Mondscheingasse 3, 1070 Wien, Österreich	hanfkongress.at
Hapa Medical	Phoenixseestraße 4, 44263 Dortmund, Deutschland	hapa-medical.de
HempConsult	Münsterstraße 336, 40470 Düsseldorf, Deutschland	hempconsult.de
Herbal Medicinal Products Platform Austria, HMPPA	Univ.-Prof. Dr. Hermann Stuppner, Institut für Pharmazie/Pharmakognosie, Universität Innsbruck, Zentrum für Chemie und Biomedizin, Innrain 80/82, 6020 Innsbruck, Österreich	hmppa.at
ICANNA - Internationales Institut für Cannabinoide	Kodeljevo Castle, Ulica Carla Benza 16, 1000 Ljubljana, Slowenien	institut-icanna.com
Österreichischer Hanf Verband	Johann-Gottek-Gasse 18/9, 1230 Wien, Österreich	hanfverband.at

Vereine oder andere Patienten-fokussierte zivile Organisationen

	Adresse	Website
Cannabis Social Club	LEGAL-Europe Austria, Schiffmühlenstraße 58-60/4/4, 1220 Wien, Österreich	cannabis-social-clubs.at
Deutscher Hanfverband	Rykestraße 13, 10405 Berlin, Deutschland	hanfverband.de
Hopla Konoplja	Primožičeva ulica 56, 1231 Ljubljana-Črnuče, Slowenien	hopla-konoplja.si
Legalizace	Jaromírova 18, 128 00 Praha 2, Tschechien	legalizace.cz
Medijuana Publishing GmbH	Anrissenweg 6. I./1b, 2345 Brunn am Gebirge, Österreich	medijuana.eu
Schmerzverband Österreich	Badner Straße 8, 2540 Bad Vöslau, Österreich	schmerzverband.at
Verein Arge Canna	Arbeitsgemeinschaft Cannabis als natürliche nebenwirkungsarme Arznei, Hosenedlgasse 12, 1220 Wien, Österreich	arge-canna.at

Literaturverzeichnis

1. Abrams, D. I., & Guzman, M. (2015). Cannabis in Cancer Care. Clinical Pharmacology and Therapeutics, 97(6), 575–586.
2. Ahmed A, van der Marck MA, van den Elsen G, Olde Rikkert M. Cannabinoids in late-onset Alzheimer's disease. Clin Pharmacol Ther. 2015 Jun;97(6):597-606.
3. Andre CM, Hausman JF, Guerriero G. Cannabis sativa: The Plant of the Thousand and One Molecules. Front Plant Sci. 2016; 7: 19.
4. Appendino G, Gibbons S, Giana A, Pagani A, Grassi G, Stavri M, Smith E, Rahman MM. Antibacterial cannabinoids from Cannabis sativa: a structure-activity study. J Nat Prod. 2008 Aug;71(8):1427-30.
5. Assaf F, Fishbein M, Gafni M, Keren O, Sarne Y. Pre- and postconditioning treatment with an ultra-low dose of Δ9-tetrahydrocannabinol (THC) protects against pentylenetetrazole (PTZ)-induced cognitive damage. Behav Brain Res. 2011 Jun 20;220(1):194-201.
6. Ben-Shabat S, Fride E, Sheskin T, Tamiri T, Rhee MH, Vogel Z, Bisogno T, De Petrocellis L, Di Marzo V, Mechoulam R. An entourage effect: inactive endogenous fatty acid glycerol esters enhance 2-arachidonoyl-glycerol cannabinoid activity. Eur J Pharmacol. 1998 Jul 17;353(1):23-31.
7. Bischoff SC, Barbara G, Buurman W, Ockhuizen T, Schulzke JD, Serino M, Tilg H, Watson A, Wells JM. Intestinal permeability--a new target for disease prevention and therapy. BMC Gastroenterol. 2014 Nov 18;14:189.
8. Blasco-Benito, S., Seijo-Vila, M., Caro-Villalobos, M., Tundidor, I., Andradas, C., García-Taboada, E., … Sánchez, C. (2018). Appraising the "entourage effect": Antitumor action of a pure cannabinoid versus a botanical drug preparation in preclinical models of breast cancer. Biochemical Pharmacology, 157(May), 285–293.
9. Blesching U. The cannabis health index Combining the Science of Medical Marijuana with Mindfulness Techniques To Heal 100 Chronic Symptoms and Diseases. 2105. North Atlantic books, Barkeley, California.
10. Bolognini D at al. (2013) Cannabidiolic acid prevents vomiting in Suncus murinus and nausea-induced behaviour in rats by enhancing 5-HT1A receptor activation. Br J Pharmacol. 168(6): 1456–1470.
11. Bolognini D, Costa B, Maione S, Comelli F, Marini P, Di Marzo V, Parolaro D, Ross RA, Gauson LA, Cascio MG, Pertwee RG. The plant cannabinoid Delta9-tetrahydrocannabivarin can decrease signs of inflammation and inflammatory pain in mice. Br J Pharmacol. 2010 Jun;160(3):677-87.
12. Cabral GA, Rogers TJ, Lichtman AH. Turning Over a New Leaf: Cannabinoid and Endocannabinoid Modulation of Immune Function. J Neuroimmune Pharmacol. 2015 Jun;10(2):193-203.
13. Cani PD, Plovier H, Van Hul M, Geurts L, Delzenne NM, Druart C, Everard A. Endocannabinoids--at the crossroads between the gut microbiota and host metabolism. Nat Rev Endocrinol. 2016 Mar;12(3):133-43.
14. Carter GT, Javaher SP, Nguyen MH, Garret S, Carlini BH. Re-branding cannabis: the next generation of chronic pain medicine? Pain Manag. 2015;5(1):13-21.
15. Cathcart, P., de Giorgio, A., & Stebbing, J. (2015). Cannabis and cancer: reality or pipe dream? The Lancet Oncology, 16(13), 1291–1292.
16. Chen Y, Buck J. Cannabinoids protect cells from oxidative cell death: a receptor-independent mechanism. J Pharmacol Exp Ther. 2000 Jun;293(3):807-12.
17. Cluny NL, Reimer RA, Sharkey KA. Cannabinoid signalling regulates inflammation and energy balance: the importance of the brain-gut axis. Brain Behav Immun. 2012 Jul;26(5):691-8.
18. Costantino CM, Gupta A, Yewdall AW, Dale BM, Devi LA, Chen BK. Cannabinoid Receptor 2-Mediated Attenuation of CXCR4-Tropic HIV Infection in Primary CD4+ T Cells. PLOS ONE 2012 7(3): e33961
19. Crippa JAS, Hallak JEC, Zuardi AW, Guimarães FS, Tumas V, Dos Santos RG. Is cannabidiol the ideal drug to treat non-motor Parkinson's disease symptoms? Eur Arch Psychiatry Clin Neurosci. 2019 Feb;269(1):121-133.
20. Cunha JM, Carlini EA, Pereira AE, Ramos OL, Pimentel C, Gagliardi R, Sanvito WL, Lander N, Mechoulam R. Chronic administration of cannabidiol to healthy volunteers and epileptic patients. Pharmacology. 1980;21(3):175-85.
21. El-Remessy AB, Khalil IE, Matragoon S, Abou-Mohamed G, Tsai NJ, Roon P, Caldwell RB, Caldwell RW, Green K, Liou GI. Neuroprotective effect of (-)Delta9-tetrahydrocannabinol and cannabidiol in N-methyl-D-aspartate-induced retinal neurotoxicity: involvement of peroxynitrite. Am J Pathol. 2003 Nov;163(5):1997-2008.
22. Esposito G, Filippis DD, Cirillo C, Iuvone T, Capoccia E, Scuderi C, Steardo A, Cuomo R, Steardo L. Cannabidiol in inflammatory bowel diseases: a brief overview. Phytother Res. 2013 May; 27(5):633-6.
23. Ferk, F., Gminski, R., Al-Serori, H., Mišík, M., Nersesyan, A., Koller, V. J., … Knasmüller, S. (2016). Genotoxic properties of XLR-11, a widely consumed synthetic cannabinoid, and of the benzoyl indole RCS-4. Archives of Toxicology, 90(12), 3111–3123.
24. Fishbein M, Gov S, Assaf F, Gafni M, Keren O, Sarne Y. Long-term behavioral and biochemical effects of an ultra-low dose of Δ9-tetrahydrocannabinol (THC): neuroprotection and ERK signaling. Exp Brain Res. 2012 Sep;221(4):437-48.
25. Fitzcharles MA, Baerwald C, Ablin J, Häuser W. Efficacy, tolerability and safety of cannabinoids in chronic pain associated with rheumatic diseases (fibromyalgia syndrome, back pain, osteoarthritis, rheumatoid arthritis): A systematic review of randomized controlled trials. Schmerz. 2016 Feb;30(1):47-61.
26. Franks, L. N., Ford, B. M., & Prather, P. L. (2016). Selective estrogen receptor modulators: Cannabinoid receptor inverse agonists with differential CB1 and CB2 Selectivity. Frontiers in Pharmacology, 7(DEC), 1–16.
27. Freitas HR, Isaac AR, Malcher-Lopes R, Diaz BL, Trevenzoli IH, De Melo Reis RA. Polyunsaturated fatty acids and endocannabinoids in health and disease. Nutr Neurosci. 2018 Dec;21(10):695-714.
28. Frias B, Merighi A. Capsaicin, Nociception and Pain. Molecules. 2016 Jun 18;21(6). pii: E797.
29. Gallily R, Yekhtin Z, Hanuš LO. The Anti-Inflammatory Properties of Terpenoids from Cannabis. Cannabis Cannabincid Res. 2018 Dec 26;3(1):282-290.
30. Gaston TE, Bebin EM, Cutter GR, Liu Y, Szaflarski JP; UAB CBD Program.Interactions between cannabidiol and commonly used antiepileptic drugs. Epilepsia. 2017 Sep;58(9):1586-1592.
31. Gertsch J. Cannabimimetic phytochemicals in the diet – an evolutionary link to food selection and metabolic stress adaptation? Br J Pharmacol. 2017 Jun; 174(11): 1464–1483.
32. Guan C, Liu W, Yue Y, Jin H, Wang X, Wang XJ. Inhibitory effect of β-elemene on human breast cancer cells. Int J Clin Exp Pathol. 2014 Jun 15;7(7):3948-56.

33. Guzmán M. Neurons on cannabinoids: dead or alive? Br J Pharmacol. 2003 Oct; 140(3): 439–440.
34. Guzmán M, Duarte MJ, Blázquez C, Ravina J, Rosa MC, Galve-Roperh I, Sánchez C, Velasco G, González-Feria L. A pilot clinical study of Delta9-tetrahydrocannabinol in patients with recurrent glioblastoma multiforme. Br J Cancer. 2006 Jul 17;95(2):197-203.
35. Hammell DC, Zhang LP, Ma F, Abshire SM, McIlwrath SL, Stinchcomb AL, Westlund KN. Transdermal cannabidiol reduces inflammation and pain-related behaviours in a rat model of arthritis. Eur J Pain. 2016 Jul;20(6):936-48.
36. Hannahan, D., & Weinberg, R. A. (2011). Hallmarks of cancer: the next generation. Cell, 144(5), 646–674.
37. Hanuš LO, Meyer SM, Muñoz E, Taglialatela-Scafati O, Appendino G. Phytocannabinoids: a unified critical inventory. Nat Prod Rep. 2016 Nov 23;33(12):1357-1392. Review.
38. Hanuš LO, Meyer SM, Muñoz E, Taglialatela-Scafati O, Appendino G. Phytocannabinoids: a unified critical inventory. Nat Prod Rep. 2016 Nov 23;33(12):1357-1392.
39. Hasenoehrl C, Taschler U, Storr M, Schicho R. The gastrointestinal tract – a central organ of cannabinoid signaling in health and disease. Neurogastroenterol Motil. 2016 Dec; 28(12): 1765–1780.
40. Hazekamp A, Tejkalová K, Papadimitriou S. Cannabis: from cultivar to chemovar II—a metabolomics approach to Cannabis classification. Cannabis Cannabinoid Res. 2016;1:202–215.
41. Hill KP, Palastro MD, Johnson B, Ditre JW. Cannabis and Pain: A Clinical Review. Cannabis Cannabinoid Res. 2017 May 1; 2(1):96-104.
42. Iffland K, Grotenhermen F. An Update on Safety and Side Effects of Cannabidiol: A Review of Clinical Data and Relevant Animal Studies. Cannabis Cannabinoid Res. 2017 Jun 1; 2(1):139-154.
43. Izzo AA, Capasso R, Aviello G, Borrelli F, Romano B, Piscitelli F, Gallo L, Capasso F, Orlando P, Di Marzo V. Inhibitory effect of cannabichromene, a major non-psychotropic cannabinoid extracted from Cannabis sativa, on inflammation-induced hypermotility in mice. Br J Pharmacol. 2012 Jun;166(4):1444-60.
44. Hampson J, Grimaldi M, Axelrod J, Wink D. Cannabidiol and (−)Δ9-tetrahydrocannabinol are neuroprotective antioxidants. Proc Natl Acad Sci U S A. 1998 Jul 7; 95(14): 8268–8273.
45. Keith A. Sharkey, John W. Wiley. The role of the endocannabinoid system in the brain-gut axis. Gastroenterology. 2016 Aug; 151(2): 252–266.
46. Ladin, D. A., Soliman, E., Griffin, L., & Van Dross, R. (2016). Preclinical and Clinical Assessment of Cannabinoids as Anti-Cancer Agents. Frontiers in Pharmacology, 7(October), 1–18.
47. Laux LC, Bebin EM, Checketts D, Chez M, Flamini R, Marsh ED, Miller I, Nichol K, Park Y, Segal E, Seltzer L, Szaflarski JP, Thiele EA, Weinstock A; CBD EAP study group. Long-term safety and efficacy of cannabidiol in children and adults with treatment resistant Lennox-Gastaut syndrome or Dravet syndrome: Expanded access program results. Epilepsy Res. 2019 Aug;154:13-20.
48. Lewis MA, Russo EB, Smith KM. Pharmacological Foundations of Cannabis Chemovars. Planta Med. 2018 Mar;84(4):225-233.
49. Li QQ, Lee RX, Liang H, Zhong Y. Anticancer activity of β-Elemene and its synthetic analogs in human malignant brain tumor cells. Anticancer Res. 2013 Jan;33(1):65-76.
50. Likar R, Nahle G. The use of cannabis in supportive care and treatment of brain tumor. Neuro-Oncology Practice Sept 2017. 4: 151–160.
51. Likar R, Köstenberger M: Cannabidiol reduziert Depression und Müdigkeit bei Hirntumorpatienten. Universum Innere Medizin Sonderdruck zur Ausgabe 08/18
52. Liu CS, Chau SA, Ruthirakuhan M, Lanctôt KL, Herrmann N. Cannabinoids for the Treatment of Agitation and Aggression in Alzheimer's Disease. CNS Drugs. 2015 Aug;29(8):615-23.
53. López-Valero I, Saiz-Ladera C, Torres S, Hernández-Tiedra S, García-Taboada E, Rodríguez-Fornés F, Barba M, Dávila D, Salvador-Tormo N, Guzmán M, Sepúlveda JM, Sánchez-Gómez P, Lorente M, Velasco G. Targeting Glioma Initiating Cells with A combined therapy of cannabinoids and temozolomide. Biochem Pharmacol. 2018 Nov;157:266-274.
54. Lucas P. Rationale for cannabis-based interventions in the opioid overdose crisis. Harm Reduct J. 2017 Aug 18;14(1):58.
55. Lutgendorff F, Akkermans LM, Söderholm JD. The role of microbiota and probiotics in stress-induced gastro-intestinal damage. Curr Mol Med. 2008 Jun;8(4):282-98.
56. Maida, V., & Daeninck, P. J. (2016). A user's guide to cannabinoid therapies in oncology. Current Oncology.
57. Maor Y, Yu J, Kuzontkoski PM, Dezube BJ, Zhang X, Groopman J. Cannabidiol inhibits growth and induces programmed cell death in kaposi sarcoma-associated herpesvirus-infected endothelium. Genes Cancer. 2012 Jul;3(7-8):512-20.
58. McAllister, S. D., Soroceanu, L., & Desprez, P. Y. (2015). The Antitumor Activity of Plant-Derived Non-Psychoactive Cannabinoids. Journal of Neuroimmune Pharmacology.
59. McCoy B, Wang L, Zak M, Al-Mehmadi S, Kabir N, Alhadid K, McDonald K, Zhang G, Sharma R, Whitney R, Sinopoli K, Sneac OC 3rd. A prospective open-label trial of a CBD/THC cannabis oil in dravet syndrome. Ann Clin Transl Neurol. 2018 Aug 1;5(9):1077-1088.
60. McPartland JM, Guy GW, Di Marzo V. Care and feeding of the endocannabinoid system: a systematic review of potential clinical interventions that upregulate the endocannabinoid system. PLoS One. 2014 Mar 12;9(3):e89566.
61. McVey Neufeld KA, Kay S, Bienenstock J. Mouse Strain Affects Behavioral and Neuroendocrine Stress Responses Following Administration of Probiotic Lactobacillus rhamnosus JB-1 or Traditional Antidepressant Fluoxetine. Front Neurosci. 2018 May 8;12:294.
62. Mechoulam R. Plant cannabinoids: a neglected pharmacological treasure trove. Br J Pharmacol. 2005 Dec;146(7):913-5.
63. Mechoulam R, Hanuš LO, Pertwee R, Howlett AC. Early phytocannabinoid chemistry to endocannabinoids and beyond. Nat Rev Neurosci. 2014 Nov;15(11):757-64.
64. Miller JA, Lang JE, Ley M, Nagle R, Hsu CH, Thompson PA, Cordova C, Waer A, Chow HH. Human breast tissue disposition and bioactivity of limonene in women with early-stage breast cancer. Cancer Prev Res (Phila). 2013 Jun;6(6):577-84.
65. Mohammadpour, F., Ostad, S. N., Aliebrahimi, S., & Daman, Z. (2017). Anti-invasion effects of cannabinoids agonist and antagonist on human breast cancer stem cells. Iranian Journal of Pharmaceutical Research, 16(4), 1479–1486.
66. Moldzio R1, Pacher T, Krewenka C, Kranner B, Novak J, Duvigneau JC, Rausch WD. Effects of cannabinoids Δ(9)-tetrahydrocannabinol, Δ(9)-tetrahydrocannabinolic acid and cannabidiol in MPP+ affected murine mesencephalic cultures. Phytomedicine. 2012 Jun 15;19(8-9):819-24.
67. Molina PE, Amedee AM, LeCapitaine NJ, et al. Modulation of gut-specific mechanisms by chronic δ(9)-tetrahydrocannabinol administration in male rhesus macaques infected with simian immunodeficiency virus: a systems biology

analysis. AIDS Res Hum Retroviruses. 2014;30(6):567-78.
68. Molina PE, Winsauer P, Zhang P, Walker E, Birke L, Amedee A, Stouwe CV, Troxclair D, McGoey R, Varner K, Byerley L, LaMotte L. Cannabinoid administration attenuates the progression of simian immunodeficiency virus.
69. Morales P, Hurst Dow P, Reggio PH. Molecular Targets of the Phytocannabinoids-A Complex Picture. Prog Chem Org Nat Prod. 2017; 103: 103–131.
70. Moreira FA, Crippa JA. The psychiatric side-effects of rimonabant. Braz J Psychiatry. 2009 Jun;31(2):145-53.
71. Mori MA, Meyer E, Soares LM, Milani H, Guimarães FS, de Oliveira RMW. Cannabidiol reduces neuroinflammation and promotes neuroplasticity and functional recovery after brain ischemia. Prog Neuropsychopharmacol Biol Psychiatry. 2017 Apr 3;75:94-105.
72. Neubauer D, Perković Benedik M, Osredkar D. Cannabidiol for treatment of refractory childhood epilepsies: Experience from a single tertiary epilepsy center in Slovenia. Epilepsy Behav. 2018 Apr;81:79-85.
73. Nielsen S, Germanos R, Weier M, Pollard J, Degenhardt L, Hall W, Buckley N, Farrell M. The Use of Cannabis and Cannabinoids in Treating Symptoms of Multiple Sclerosis: a Systematic Review of Reviews. Curr Neurol Neurosci Rep. 2018 Feb 13; 18(2):8.
74. Opitz BJ, Ostroff ML, Whitman AC. The Potential Clinical Implications and Importance of Drug Interactions Between Anticancer Agents and Cannabidiol in Patients With Cancer. J Pharm Pract. 2019 Feb 18:897190019828920.
75. Pacher P. Towards the use of non-psychoactive cannabinoids for prostate cancer. Br J Pharmacol. 2013 Jan;168(1):76-8.
76. Pandey R, Hegde VL, Nagarkatti M, Nagarkatti PS. Targeting cannabinoid receptors as a novel approach in the treatment of graft-versus-host disease: evidence from an experimental murine model. J Pharmacol Exp Ther. 2011 Sep;338(3):819-28.
77. Park, M. N., Song, H. S., Kim, M., Lee, M. J., Cho, W., Lee, H. J., … Kim, B. (2017). Review of Natural Product-Derived Compounds as Potent Antiglioblastoma Drugs. BioMed Research International.
78. Pellati F, Borgonetti V, Brighenti V, Biagi M, Benvenuti S, Corsi L. Cannabis sativa L. and Nonpsychoactive Cannabinoids: Their Chemistry and Role against Oxidative Stress, Inflammation, and Cancer. Biomed Res Int. 2018 Dec 4;2018:1691428.
79. Pertwee RG. Pharmacology of cannabinoid CB1 and CB2 receptors. Pharmacol Ther 1997 74:129–180.
80. Peschel W. Quality Control of Traditional Cannabis Tinctures: Pattern, Markers, and Stability. Sci Pharm. 2016 Apr 18; 84(3):567-584.Int Immunopharmacol. 2006 Apr;6(4):656-65. Epub 2005 Nov 7.
81. Pinsger M, Hartl T. Dem Schmerz entkommen: So hilft Ihnen die Cannabis-Therapie Die sanfte Revolution. Velag Goldmann 2019.
82. Pisanti, S., Picardi, P., D'Alessandro, A., Laezza, C., & Bifulco, M. (2013). The endocannabinoid signaling system in cancer. Trends in Pharmacological Sciences, 34(5), 273–282.
83. Rieder SA, Chauhan A, Singh U, Nagarkatti M, Nagarkatti P. Cannabinoid-induced apoptosis in immune cells as a pathway to immunosuppression. Immunobiology. 2010 Aug; 215(8):598-605.
84. Rock EM, Limebeer CL, Petrie GN, Williams LA, Mechoulam R, Parker LA. Effect of prior foot shock stress and Δ9-tetrahydrocannabinol, cannabidiolic acid, and cannabidiol on anxiety-like responding in the light-dark emergence test in rats. Psychopharmacology (Berl). 2017 Jul;234(14):2207-2217.
85. Rousseaux C, Thuru X, Gelot A, Barnich N, Neut C, Dubuquoy L, Dubuquoy C, Merour E, Geboes K, Chamaillard M, Ouwehand A, Leyer G, Carcano D, Colombel JF, Ardid D, Desreumaux P. Lactobacillus acidophilus modulates intestinal pain and induces opioid and cannabinoid receptors. Nat Med. 2007 Jan;13(1):35-7.
86. Russo EB. Beyond Cannabis: Plants and the Endocannabinoid System. Trends Pharmacol Sci. 2016 Jul;37(7):594-605.
87. Russo EB. Clinical endocannabinoid deficiency (CECD): can this concept explain therapeutic benefits of cannabis in migraine, fibromyalgia, irritable bowel syndrome and other treatment-resistant conditions? Neuro Endocrinol Lett. 2004 Feb-Apr;25(1-2):31-9.
88. Russo EB. Taming THC: potential cannabis synergy and phytocannabinoid-terpenoid entourage effects. Br J Pharmacol. 2011 Aug; 163(7): 1344–1364.
89. Russo EB. Cannabis Therapeutics and the Future of Neurology. Front Integr Neurosci. 2018 Oct 18;12:51.
90. Russo, E. B., Jiang, H.-E., Li, X., Sutton, A., Carboni, A., del Bianco, F., … Li, C.-S. (2008). Phytochemical and genetic analyses of ancient cannabis from Central Asia. Journal of Experimental Botany, 59(15), 4171–4182.
91. Sanborn V, Azcarate-Peril MA, Updegraff J, Manderino LM, Gunstad J. A randomized clinical trial examining the impact of LGG probiotic supplementation on psychological status in middle-aged and older adults. Contemp Clin Trials Commun. 2018 Nov 14;12:192-197.
92. Sarfaraz S, Afaq F, Adhami VM, Mukhtar H. Cannabinoid receptor as a novel target for the treatment of prostate cancer. Cancer Res. 2005 Mar 1;65(5):1635-41.
93. Schultes RE, Klein WM, Plowman T, et al. Cannabis: an example of taxonomic neglect. Harv Univ Botanical Musem Leaflets 1974;23:337–367.
94. Takeda S, Himeno T, Kakizoe K, Okazaki H, Okada T, Watanabe K, Aramaki H. Cannabidiolic acid-mediated selective down-regulation of c-fos in highly aggressive breast cancer MDA-MB-231 cells: possible involvement of its down-regulation in the abrogation of aggressiveness. J Nat Med. 2017 Jan;71(1):286-291.
95. Vaccani A, Massi P, Colombo A, Rubino T, Parolaro D. Cannabidiol inhibits human glioma cell migration through a cannabinoid receptor-independent mechanism. Br J Pharmacol. 2005 Apr;144(8):1032-6.
96. Velasco, G., Sánchez, C., & Guzmán, M. (2012). Towards the use of cannabinoids as antitumour agents. Nature Reviews Cancer.
97. Velasco G, Sánchez C, Guzmán M. Anticancer mechanisms of cannabinoids. Curr Oncol. 2016 Mar;23(2):S23-32.
98. Vendel E, de Lange EC. Functions of the CB1 and CB 2 receptors in neuroprotection at the level of the blood-brain barrier. Neuromolecular Med. 2014 Sep;16(3):620-42.
99. Verhoeckx KC1, Korthout HA, van Meeteren-Kreikamp AP, Ehlert KA, Wang M, van der Greef J, Rodenburg RJ, Witkamp RF. Unheated Cannabis sativa extracts and its major compound THC-acid have potential immuno-modulating properties not mediated by CB1 and CB2 receptor coupled pathways. Int Immunopharmacol. 2006 Apr;6(4):656-65.
100. Yeshurun M, Shpilberg O, Herscovici C, Shargian L, Dreyer J, Peck A, Israeli M, Levy-Assaraf M, Gruenewald T, Mechoulam R, Raanani P, Ram R. Cannabidiol for the Prevention of Graft-versus-Host-Disease after Allogeneic Hematopoietic Cell Transplantation: Results of a Phase II Study. Biol Blood Marrow Transplant. 2015 Oct;21(10):1770-5.

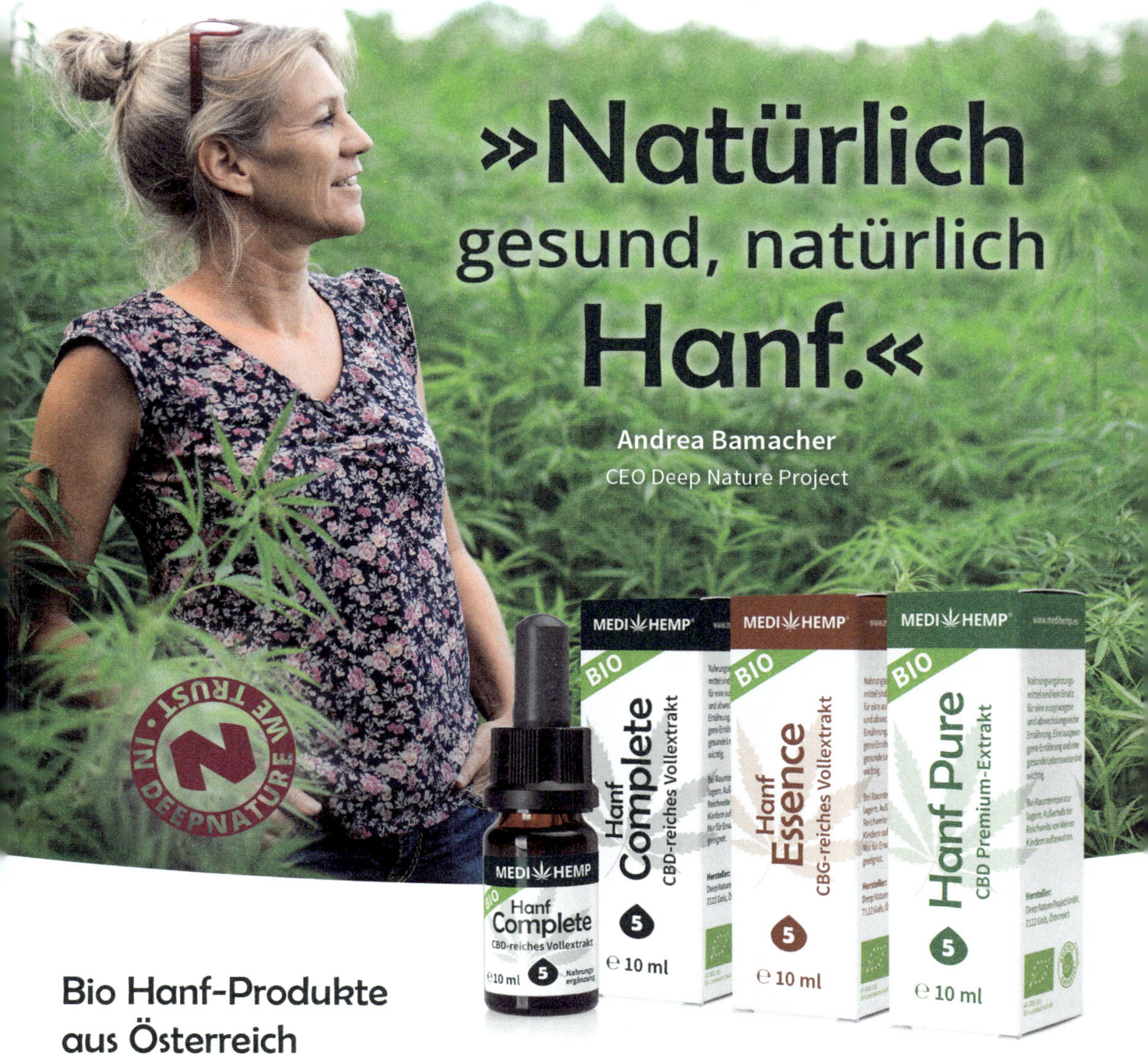

»Natürlich gesund, natürlich Hanf.«

Andrea Bamacher
CEO Deep Nature Project

Bio Hanf-Produkte aus Österreich

MEDIHEMP – seit 2014 produziert der österreichische Hanf-Pionier Deep Nature Project aus der Region Neusiedler See zertifizierte und streng kontrollierte Bio Hanf-Produkte: hochwertige Lebensmittel und Hanf-Extrakte mit CBD (Cannabidiol) und CBG (Cannabigerol).

Hanf-Öle mit natürlichen und besonders schonend gewonnen Pflanzeninhaltsstoffen unterstützen Körper und Geist in Zeiten höherer Belastung. Alle MEDIHEMP Hanf-Öle werden vom Feld bis zum Endprodukt einer lückenlosen Qualitätskontrolle unterzogen – 100 % nachhaltig, 100 % bio und 100 % aus einer Hand.

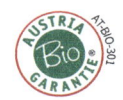

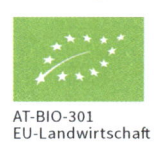

AT-BIO-301
EU-Landwirtschaft

medihemp.eu

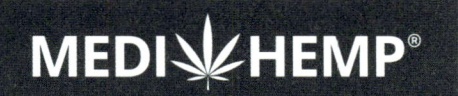

deepnatureproject.com

Hinweise

Die Autorin hat für die Inhalte dieses Buches nach bestem Wissen und Gewissen recherchiert und stellt mit den angebotenen Informationen keinen Anspruch auf Vollständigkeit. Weder sie noch der Verlag können Haftung in Bezug auf die Inhalte übernehmen. Aus Gründen der Lesbarkeit wird in diesem Buch darauf verzichtet, geschlechtsspezifische Formulierungen zu verwenden. Soweit personenbezogene Bezeichnungen nur in männlicher Form angeführt sind, beziehen sie sich auf Männer und Frauen in gleicher Weise.

Liebe Leserin, lieber Leser,

hat Ihnen dieses Buch gefallen? Dann freuen wir uns über Ihre Weiterempfehlung! Erzählen Sie Ihren Freunden davon, Ihrem Buchhändler, oder bewerten Sie es online.

Wollen Sie weitere Informationen zum Thema? Möchten Sie mit der Autorin in Kontakt treten? Wir freuen uns auf Austausch und Anregung unter **leserstimme@styriabooks.at**

Inspiration, Geschenkideen und gute Geschichten finden Sie auf **www.styriabooks.at**

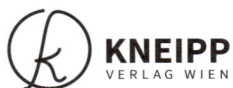

© 2019 by Kneipp Verlag Wien
in der Verlagsgruppe Styria GmbH & Co KG
Wien – Graz
Alle Rechte vorbehalten.
ISBN 978-3-7088-0770-6

Covergestaltung: Emanuel Mauthe
Layout und Buchgestaltung: Johanna Uhrmann, www.johannauhrmann.at
Lektorat: Motto Verlagsservice, Wien
Korrektorat: Martina Paul

Fotos: *AP:* S. 12; *Auvergne-Farm:* S. 11; *Biolib.de:* S. 36; *Thomas Gefäll:* S. 52; *Getty Images:* Cover (Morrison1977 und underworld111), S. 3 (underworld111), 6 (Nastasic), 17, 118, 122 (Creative Family), 18 (Aleksandr_Kravtsov), 20 (andegro4ka), 21, 25 (markusblanke), 26 (selvanegra), 29 (About time), 32 (rezkrr), 35 (VictoriaBee), 39 (Tetiana Lazunova), 42 (Zbynek Pospisil), 45 (normaals), 50 (Yana Tatevosian), 55 (normaals), 56 (Design Cells), 60 (triocean), 63 (luchschen), 68 (dem10), 70 (sb-borg), 73 (Nastasic), 76 (kitzcorner), 78, 90 (Christoph Burgstedt), 79 (Marcin Klapczynski), 82 (Oleksandr Khoma), 88 (Eraxion), 91 (Lars Neumann), 92, 93 (selvanegra), 95 (ChiccoDodiFC), 96 (fmajor), 99 (chaikom), 102 (alex-mit), 104, 112 (Dr_Microbe), 109 (Raycat), 115 (Firstsignal), 120 (cegli), 121 (nadisja), 126 (rgbspace), 130 (UrosPoteko); *Hanf Farm GmbH:* S. 4; *International Association for Cannabinoid Medicines (IACM):* S. 64; *David Neubauer:* S. 100; *Željko Perdija:* S. 86; *Nadine Studeny:* S. 74; *Wellcome Collection. CC BY:* S. 9; *wikicommons:* S. 10, 13, 14, 16, 129, 134 (en:User:Tzahy); *Johann Zoidl:* S. 116

Druck und Bindung: GRASPO
Printed in the EU
7 6 5 4 3 2 1